遺伝性腫瘍ハンドブック

編集
日本家族性腫瘍学会

協力
22世紀先端医療情報機構
e Precision Medicine Japan

金原出版株式会社

はじめに

　現代はゲノム医療の時代と言われるが，その先駆けとなったのが，"がんゲノム医療"である。"がんゲノム医療"は，次世代シークエンサー（NGS）を利用したがん組織におけるクリニカルシークエンスなどの技術革新も相俟って，いまや診断・治療両面においてがんの実臨床の中心となってきている。

　この新しい"がんゲノム医療"に関する正しい情報提供を目的の一つとして，先年，e-Precision Medicine Japanの教育サイトが立ち上がった。これは，産学連携全国がんゲノムスクリーニング事業 SCRUM-Japanを基盤として，がんに関係する諸学会の専門家の協力も得て構築されたe-learningサイトであり，一般に広く公開されている。2018年，その一環として，遺伝性腫瘍 e-learningが，一般社団法人日本家族性腫瘍学会の全面協力の下，作成された。共通編として，遺伝性腫瘍概論や遺伝カウンセリングなど4項目を，疾患編として，遺伝性乳がん卵巣がん症候群（HBOC）やLynch症候群など8つの代表的な遺伝性腫瘍を取り上げた。1項目10分ほどで聴講でき，いつでもどこでも簡便に受講できるe-learningのメリットが存分に活かされた研修ツールとして広く好評を得た。ただ，常に手元において必要時すぐに参照できる冊子体でも利用したいという声も多くいただき，今回，同じ内容をハンドブックとしても上梓することとなった。尚，日本家族性腫瘍学会は時代の要請もあり，日本遺伝性腫瘍学会へと名称変更する方向で進んでおり，本書の刊行が旧名称での最後の学会事業となる予定である。

　本ハンドブックの基本的なコンテンツはe-learningと全く同様であるが，ハンドブックとして利用するに際に必要と思われる用語解説を随所に追加した。遺伝性腫瘍は稀なものも含めると数十疾患にも及ぶが，本書を通読されれば，代表的な遺伝性腫瘍を中心にこの分野の概略が，最新の情報と共に簡潔に把握できるような形式となっている。

　今まさに全盛期を迎えている"がんゲノム医療"であるが，その源流は，がん遺伝子・がん抑制遺伝子・DNA修復遺伝子などに遡ることができる。すなわち，遺伝性腫瘍疾患におけるこれらのがん関連遺伝子の発見・同定がそのスタート地点であり，その観点からは，遺伝性腫瘍は"がんゲノム医療"のプロトタイプであると言っても過言ではない。また，前述のがんのクリニカルシークエンスにおいて二次的所見として診断されてくる遺伝性腫瘍の存在も大きな問題となっている。遺伝性腫瘍の理解は今日のがん診療において極めて重要であり，本ハンドブックがその一助となれば幸いである。

　尚，本ハンドブックは，SCRUM-Japan/GI-SCREEN-Japan研究代表者の吉野孝之先生（国立がん研究センター東病院）のご理解とサポートが無ければ出来上がらなかったものであり，最後に，深甚なる謝意を表するものである。

2019年6月

一般社団法人日本家族性腫瘍学会　理事長　**冨田尚裕**
（兵庫医科大学外科学講座　下部消化管外科）

企画

冨田　尚裕　　兵庫医科大学病院下部消化管外科 主任教授／診療部長／
　　　　　　　一般社団法人日本家族性腫瘍学会 理事長

編集

一般社団法人日本家族性腫瘍学会

協力

一般社団法人22世紀先端医療情報機構
e Precision Medicine Japan（https://www.e-precisionmedicine.com/）
吉野　孝之　　国立がん研究センター東病院消化管内科 科長／一般社団法人22世紀先端医療情報機構 理事長

執筆（掲載順）

織田　信弥　　独立行政法人国立病院機構九州がんセンター臨床研究センター腫瘍病態研究部
　　　　　　　腫瘍遺伝学研究室 室長
高津　美月　　がん研究会有明病院遺伝子診療部 認定遺伝カウンセラー®
田辺　記子　　国立がん研究センター中央病院遺伝子診療部門 認定遺伝カウンセラー®
牛尼美年子　　国立がん研究センター研究所基盤的臨床開発研究コアセンター臨床ゲノム解析部門
矢形　　寛　　埼玉医科大学総合医療センターブレストケア科 教授
田中屋宏爾　　国立病院機構岩国医療センター 統括診療部長，外科医長
山口　達郎　　都立駒込病院外科（大腸）／遺伝子診療科 部長
舩戸　道徳　　国立病院機構長良医療センター臨床研究部再生医療研究室 室長（第二小児科医長併任）
鈴木　茂伸　　国立がん研究センター中央病院眼腫瘍科 科長
櫻井　晃洋　　札幌医科大学医学部遺伝医学 教授
内野　眞也　　医療法人野口記念会野口病院 副院長／統括外科 部長
矢尾　正祐　　横浜市立大学医学部泌尿器科 主任教授

監修（掲載順）

田村　和朗　　近畿大学理工学部生命科学科 教授／大学院総合理工学研究科理学専攻遺伝医学 教授
吉田　輝彦　　国立がん研究センター中央病院遺伝子診療部門長
赤木　　究　　埼玉県立がんセンター腫瘍診断・予防科 科長兼部長
平田　　真　　国立がん研究センター中央病院遺伝子診療部門
冨田　尚裕　　兵庫医科大学病院下部消化管外科 主任教授／診療部長
菅野　康吉　　栃木県立がんセンターがん予防・遺伝カウンセリング科 科長／国立がん研究センター中央病院
　　　　　　　遺伝子診療部門／慶應義塾大学医学部臨床遺伝学センター
桑田　　健　　国立がん研究センター東病院病理・臨床検査科 科長／遺伝子診療部門 部門長

目　次

「遺伝性腫瘍 e-Learning」との連携 〜より学習を進めるために〜 x

────Ⅰ　共通編────

第1章　遺伝性腫瘍概論 1
補足編　遺伝子の基本構造と疾病の分子遺伝学的背景 2
1. 細胞と染色体DNA 2
2. 染色体DNAのさまざまな状態 3
3. 細胞周期と染色体DNA 4
4. DNAの構造 5
5. 遺伝子の構造 6
6. 遺伝子変異と遺伝子機能の変化 7

本　編　腫瘍発生の分子遺伝学的基礎と遺伝性腫瘍 9
1. 発がんの多段階遺伝子変化説 9
2. がん遺伝子とがん抑制遺伝子 (1) 10
3. DNA変化からみたがんの原因 11
4. 遺伝子変異と遺伝子機能の変化：がん遺伝子 12
5. 遺伝子変異と遺伝子機能の変化：がん抑制遺伝子 13
6. がん遺伝子とがん抑制遺伝子 (2) 14
7. ヒト腫瘍にみられるゲノム変化と階層構造 15
8. 遺伝性腫瘍の遺伝学的基礎 16
9. 遺伝子変異の遺伝と疾患の遺伝形式 17
10. 遺伝性腫瘍性疾患の責任遺伝子 19

第2章　家系情報の聴き取り 21
1. 聴き取りの目的と意義 22
2. 聴き取りのポイント 23
3. 家系図の描き方　a) 一般的な記号／b) 関係線の定義／
c) 遺伝学的評価に関する記号／d) その他 24
4. 実際の家系図（例） 30

第3章　遺伝カウンセリング 33
1. 「遺伝カウンセリング」とは 34
2. 遺伝カウンセリングの提供が考えられる場面（腫瘍領域の場合） 35
3. 遺伝カウンセリングの意義 36
4. 遺伝カウンセリングで扱う内容 37
5. 遺伝情報の特徴〜遺伝情報を慎重に扱うのは？ 38

6	遺伝性疾患の特殊性	…… 39
7	遺伝カウンセリング担当者に求められる姿勢	…… 40
8	遺伝カウンセリングの内容①　個人・家族の病歴の収集（家系情報の聴き取り）	…… 41
9	遺伝カウンセリングの内容②　リスク評価，遺伝性腫瘍の鑑別	…… 42
10	遺伝カウンセリングの内容③　遺伝学的検査適応の判断	…… 43
11	遺伝カウンセリングの内容④　遺伝学的検査前の説明・同意の取得	…… 44
12	遺伝カウンセリングの内容⑤　遺伝学的検査の結果の開示	…… 46
13	遺伝カウンセリングの内容⑥　心理社会的アセスメント，心理社会的支援	…… 47

第4章　遺伝学的検査　　　　　　　　　　　　　　　49

1	遺伝子関連検査の分類と定義	…… 50
2	遺伝性腫瘍における遺伝学的検査の手順	…… 51
3	代表的な遺伝性腫瘍とその原因遺伝子・臨床像	…… 52
4	遺伝学的検査時に提供すべき情報	…… 53
5	遺伝学的検査を利用する際に注意が必要なこと	…… 54
6	遺伝性腫瘍が疑われたときに実施する遺伝学的検査	…… 55
7	遺伝学的検査に用いる物質（DNA, RNA, タンパク質）	…… 56
8	遺伝学的検査　(1)サンガーシークエンス法　(2)NGS法	…… 57
9	次世代シークエンサーを用いたリシークエンス	…… 59
10	ゲノム情報単位とおもな遺伝子解析技術	…… 60
11	MLPA法	…… 61
12	染色体検査（*RB1*遺伝子［13q14.2］の例）	…… 62
13	NGSの出力データから報告書まで	…… 63
14	バリアントの5段階分類	…… 64
15	遺伝性腫瘍原因遺伝子パネル検査結果報告書	…… 65
16	バリアント評価時の参照サイト例	…… 66
17	遺伝学的検査の結果解釈	…… 67

―― II　疾患編 ――

第5章　遺伝性乳がん卵巣がん症候群　　　　　　　69

1	乳がん，卵巣がんの発症に関わる遺伝子	…… 70
2	*BRCA1/2*	…… 71
3	*BRCA1*, *BRCA2*遺伝子の病的バリアント保有率	…… 72

4	本邦乳がん患者における遺伝性乳がん関連遺伝子の大規模解析	…… 73
5	乳がん発症リスク	…… 74
6	卵巣がん発症リスク	…… 75
7	*BRCA1/2*遺伝学的検査基準	…… 75
8	*BRCA1/2*病的バリアント保有者の対策	…… 76
9	サーベイランス―乳房MRIの意義	…… 77
10	リスク低減手術の生存率への影響	…… 78
11	PARP阻害薬による合成致死誘導	…… 79
12	SOLO2/ENGOT-Ov21	…… 80
13	OlympiAD試験（Phase Ⅲ）	…… 81

第6章　リンチ症候群　　　　　　　　　　　　　　85

1	遺伝性大腸がん	…… 86
2	リンチ症候群の歴史	…… 87
3	リンチ症候群の概要	…… 88
4	原因遺伝子:DNAミスマッチ修復遺伝子	…… 89
5	ミスマッチ修復機構の機能不全	…… 90
6	大腸がん症例からリンチ症候群を診断する流れ	…… 91
7	大腸がんから拾い上げる基準	…… 92
8	ミスマッチ修復タンパクの免疫組織化学染色（Immunohistochemistry:IHC）検査	…… 93
9	ミスマッチ修復遺伝子の種類による関連がんの累積リスク	…… 94
10	サーベイランス	…… 95
11	リスク低減手術	…… 96
12	薬物治療・化学予防	…… 97

第7章　家族性大腸腺腫症　　　　　　　　　　　　101

1	FAPの歴史	…… 102
2	FAPの特徴	…… 103
3	FAPの主な随伴病変	…… 104
4	FAPにおける大腸外随伴病変	…… 105
5	FAPの診断	…… 106
6	鑑別を要する疾患・病態	…… 107
7	FAP診断のフローチャート	…… 108
8	FAPに対する術式	…… 109
9	FAPに対する予防的大腸切除の術式選択	…… 110

10	FAPに対する大腸切除後の残存直腸と主な随伴病変に対するサーベイランス	…… 111
11	FAPに対する化学予防	…… 112

第8章　リ・フラウメニ症候群 …… 113

1	特徴	…… 114
2	原因遺伝子	…… 115
3	歴史	…… 116
4	Liの古典的診断基準	…… 117
5	診断クライテリアの変遷	…… 118
6	ChompretのTP53検査基準	…… 119
7	*TP53*遺伝学的検査の適応	…… 120
8	腫瘍スペクトラム	…… 121
9	浸透率	…… 122
10	表現型と遺伝型の相関	…… 123
11	サーベイランス	…… 124
12	予防と治療	…… 125
13	遺伝カウンセリング	…… 126

第9章　遺伝性網膜芽細胞腫 …… 129

1	疾患の歴史	…… 130
2	疾患の特徴	…… 131
3	原因遺伝子	…… 132
4	遺伝性網膜芽細胞腫	…… 133
5	治療	…… 134
6	遺伝学的検査とサーベイランス	…… 135
7	本人および家族における病的バリアント保有リスク（遺伝学的検査前）	…… 136
8	サーベイランス（二次がん）	…… 137

第10章　多発性内分泌腫瘍症1型 …… 139

1	MEN 1の歴史	…… 140
2	MEN1の関連病変	…… 141
3	MEN1の原因遺伝子：*MEN1*	…… 142
4	MEN1の診断基準	…… 143
5	MEN1の主要病変に伴う臨床症状	…… 144
6	MEN1遺伝学的検査の対象	…… 145
7	MEN1：原発性副甲状腺機能亢進症の治療方針	…… 146
8	MEN1：膵消化管神経内分泌腫瘍の治療方針	…… 147

9	MEN1：その他病変の治療方針	…… 148
10	MEN1のサーベイランス	…… 149

第11章　多発性内分泌腫瘍症2型 …… 151

1	MEN2の歴史	…… 152
2	MEN2（Multiple Endocrine Neoplasia type 2）	…… 153
3	甲状腺髄様がん	…… 154
4	甲状腺髄様がんにおける遺伝性と散発性の内訳	…… 155
5	MEN2に発生する疾病と生涯浸透率	…… 156
6	MEN2の診断基準	…… 157
7	甲状腺髄様がん診断治療に関するアルゴリズム	…… 158
8	*RET*遺伝子における病的バリアント存在部位は臨床病型と強く関連	…… 159
9	*RET*病的バリアントによるRETタンパクの変化	…… 160
10	*RET*遺伝子の病的バリアント存在部位とATAリスクレベル・構成疾患の頻度	…… 161
11	EUROMEN study groupによる20歳未満のコドン634変異を有する小児207例の解析	…… 162
12	MEN2のサーベイランス	…… 163
13	甲状腺髄様がんに対するRET遺伝学的検査の保険適用・自費診療の区別	…… 164

第12章　フォン・ヒッペル・リンドウ病 …… 165

1	VHL病（症候群）	…… 166
2	歴史	…… 167
3	VHLタンパク質の機能と腫瘍の発症機構	…… 168
4	臨床診断基準	…… 169
5	発症する腫瘍の年齢と頻度	…… 170
6	各疾患の経過観察の開始時期と方法	…… 171
7	遺伝カウンセリング，遺伝学的検査	…… 172
8	中枢神経血管芽腫（小脳，延髄，脊髄）	…… 173
9	網膜血管腫	…… 174
10	腎細胞がん（淡明細胞型）	…… 175
11	褐色細胞腫	…… 176
12	膵神経内分泌腫瘍（嚢胞）	…… 177

「遺伝性腫瘍e-Learning」との連携
〜より学習を進めるために〜

　本書は、遺伝性腫瘍に共通する基本的な講義と各遺伝性腫瘍の合計12コースを受講できるEラーニングサイト「遺伝性腫瘍e-Learning」との連携を元に企画されています。情報のアップデートをはじめ、遺伝性腫瘍についてより詳しく学習を進めたいという方は、本書とあわせEラーニングサイトへの登録、受講をお勧めします。

　また、最新のゲノム医療、体細胞遺伝子検査などソマティック分野について学びたい方は、「e Precision Medicine Japan」「日本病理学会 e-Learning」のサイトでの受講ができます。

「遺伝性腫瘍e-Learning」

（https://www.e-precisionmedicine.com/familial-tumors）

がんと遺伝、遺伝性腫瘍に対する基本的な知識を習得

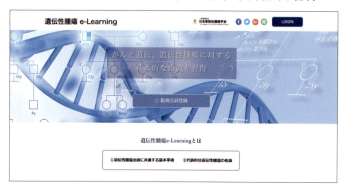

「e Precision Medicine Japan」

（https://www.e-precisionmedicine.com/medicine）

患者さんに有効な治療薬を届けるために臓器横断的なゲノムスクリーニングに対する知識を習得

「日本病理学会 e-Learning」

（https://www.e-precisionmedicine.com/pathology）

ホルマリン固定パラフィン包埋検体の適切な作製・保管方法の知識を習得

著作権について

本書ならびに「遺伝性腫瘍 e-Learning」に掲載されている全てのドキュメント、画像等の著作権は、特に記載されているもの、引用・転載部分を除き、国立がん研究センター東病院および一般社団法人22世紀先端医療情報機構に帰属します。掲載内容の利用にあたっては「遺伝性腫瘍 e-Learning」サイトポリシーをご参照ください。

Ⅰ 共通編

第1章
遺伝性腫瘍概論

[執筆]

織田　信弥

独立行政法人国立病院機構 九州がんセンター
臨床研究センター 腫瘍病態研究部
腫瘍遺伝学研究室 室長

[監修]

田村　和朗

近畿大学理工学部生命科学科 教授/
大学院総合理工学研究科理学専攻遺伝医学 教授

補足編 遺伝子の基本構造と疾病の分子遺伝学的背景

遺伝性腫瘍概論の本編に先立って，概論本編の内容を理解するために必要な知識として，遺伝子の基本的構造とその異常がどのように疾病につながるかを復習します。

1 細胞と染色体DNA

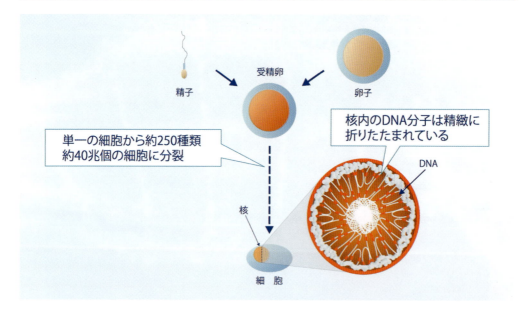

　私たちの身体は1個の精子と1個の卵子が受精して，最初の第1細胞，すなわち「受精卵」よりスタートします。これが約250種類，約40兆個の細胞に分裂して身体をかたちづくります。1,000分の数ミリ（数ミクロン）の細胞の核内には2メートルもの糸状分子「DNA」が精緻に折りたたまれています。この様子は誰も見たことがないので，図は想像された様子を模式化したものです。

2 染色体DNAのさまざまな状態

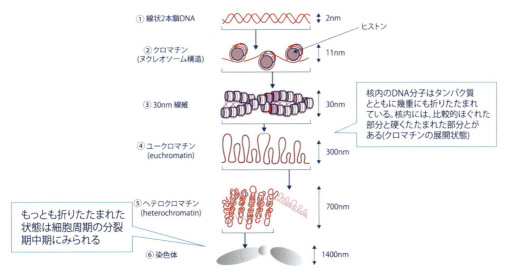

(中村桂子 他 監訳「細胞の分子生物学」第3版より改変)

　核内のDNA分子は，タンパク質とともに幾重にも折りたたまれています。ヒストンタンパク質に巻きつけられた図-②の構造が，「クロマチン」と呼ばれるもっともほぐれた構造です。核内には比較的ほぐれた部分と硬くたたまれた部分とがあります。これを「クロマチンの展開状態」と呼びます。もっとも折りたたまれた状態は，細胞周期の分裂期中期にみられる中期染色体です。

3 細胞周期と染色体DNA

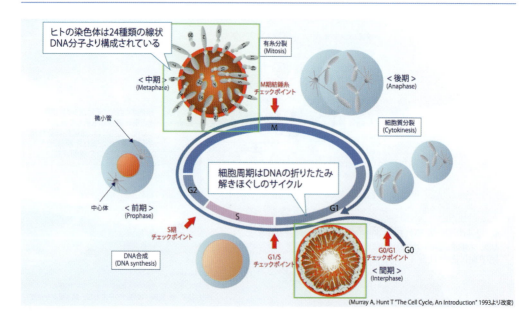

細胞周期を図に示します。細胞が分裂をスタートさせると「G1」期，DNAが合成される「S」期，「G2」期を経て，「M」期に有糸分裂がみられ，細胞は2つになります。この細胞周期の毎周期ごとに「DNAの折りたたみ解きほぐしのサイクル」が繰り返されていることになります。核内に完全に展開されていたDNAはM期には完全に折りたたまれて，すべて中期染色体になります。ヒトの場合，染色体は24種類，46本の2本鎖線状DNA分子により構成されています。

4 DNAの構造

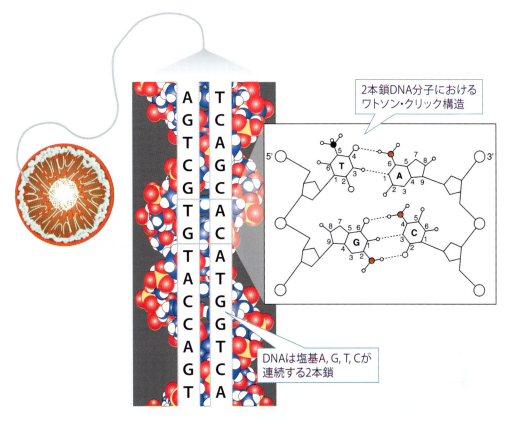

(2重らせん構造:中村桂子 他 監訳「細胞の分子生物学」第3版より改変)
(ワトソン・クリック構造:Friedberg EC, et al. DNA Repair and Mutagenesis 1st ed. 1995より改変)

　糸状分子DNAをよりつぶさに見てみると，いわゆる2重らせん構造が見られます。さらに2重らせんの内部には「ワトソン・クリック構造」といわれる構造が存在し，2本鎖を構成するヌクレオチドの一部「塩基」が規則性をもって対合しています。つまりアデニン「A」はチミン「T」と，グアニン「G」はシトシン「C」と対合しています。このようにDNAは塩基A，G，T，Cが連続する2本鎖で，2つの鎖は鋳物と鋳型の関係にあり，このことがDNA分子を極めて複製しやすいものにしています。

5 遺伝子の構造

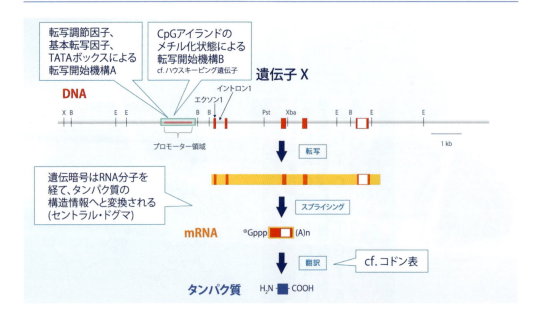

　実は染色体DNA上に遺伝子は島状に存在します。つまり「DNAのすべてに遺伝情報がコードされているわけではない」ということです。また遺伝子の中でも，塩基配列情報が転写されてタンパク質の合成につながっていく部分「エクソン」と，そうでない部分「イントロン」とがあります。これを「エクソン・イントロン構造」といいます。

　DNAの塩基配列情報は「転写」，「スプライシング」を経てRNA分子に写し取られ集約されます。このRNA分子はタンパク質の合成工場に運び出され，「翻訳」によりタンパク質分子に変換されます。この翻訳過程は，「コドン表」により3塩基の一組が1つのアミノ酸に変換されることで行われます。遺伝子が活発に発現されているか否かは，転写のレベルでの調節が重要で，主に遺伝子の上流域に「プロモーター」と呼ばれる領域があり，2種類の機構で転写開始が調節されています。一つは「TATAボックスによる転写開始機構」であり，もう一つは「メチル化状態による転写開始機構」です。

　このように遺伝暗号はRNA分子を経てタンパク質の構造情報へと変換されます。この情報の流れは「セントラル・ドグマ」と呼ばれています。

6 遺伝子変異と遺伝子機能の変化

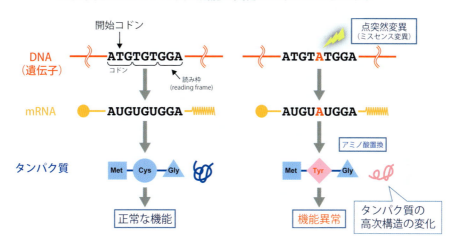

①

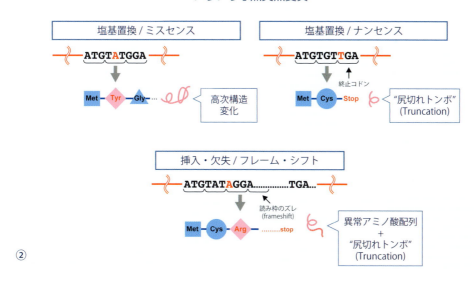

②

次に，遺伝子の塩基配列情報の変化，つまり遺伝子変異（バリアント）がタンパク質の機能変化につながる様子を解説します。

例として，図-①左側に示すような塩基配列の遺伝子部分「ATGTGTGGA」があるとします。前述のように3塩基の一組「コドン」が，最終的に1つのアミノ酸に変換されます。まず転写によりRNA分子が作られ（AUGUGUGGA），次に翻訳によりタンパク質のアミノ酸配列に変換されます（Met，Cys，Gly）。今仮にこのアミノ酸配列のときに，タ

ンパク質が正常に機能するとします。一方，遺伝子に点突然変異が生じ，第2コドンが「TGT」から「TAT」に変化してしまったとします。すると，第2アミノ酸はシステイン（Cys）からチロシン（Tyr）に変わってしまうことになり，このアミノ酸置換によりタンパク質の構造が変化し，タンパク質の機能異常が生じるかもしれません。

実際には点突然変異には図-②に示す3つのパターンがあります。塩基の変化，「塩基置換」の場合は，前述の例のようなアミノ酸置換につながる「ミスセンス」変異と，ストップコドンが生じてしまう「ナンセンス」変異との2つがあります。また1塩基が加わったり，除かれたりする「挿入・欠失」変異は「フレームシフト」変異と呼ばれる通り，コドンの読み枠がずれて，以降が誤ったアミノ酸配列として読まれていき，いつしかストップコドンが現れ，タンパク質は「異常アミノ酸配列」の後に，「尻切れトンボ」となってしまいます。

これらの異常タンパク質はいずれも正常に機能しないことが多く，遺伝子機能の欠如につながり，ひいては疾病を引き起こすことになります。染色体DNAに生じる変化の中には，このような点突然変異以外にもさまざまな変化がありますが，遺伝性腫瘍を理解する上での重要な点突然変異の意義について復習しました。その他の変化の重要性については次の本編で述べます。

文献

1) Bruce Alberts 他 著，中村桂子 他 監訳．細胞の分子生物学．第3版，教育社，1995．
2) Murray A, et al. The cell cycle an introduction. Oxford University Press, 1993.
3) Friedberg EC, et al. DNA repair and mutagenesis 1st ed. ASM Press, 1995.

用語解説

RNAの塩基◎RNAの塩基の種類はアデニン（A），グアニン（G），ウラシル（U），シトシン（C）の4種類。
ストップコドン◎コドン「UAA」「UAG」「UGA」は，ストップコドンとして機能し，翻訳を終了させる。

本編 腫瘍発生の分子遺伝学的基礎と遺伝性腫瘍

「遺伝性腫瘍概論」では本来，遺伝性腫瘍発生のメカニズムから遺伝性腫瘍の多様性まで，幅広く議論する必要がありますが，本章では腫瘍発生の基本的な分子遺伝学的メカニズム，つまりどのように染色体DNAが変化して腫瘍が発生するのかをまず説明した後，その過程で遺伝性腫瘍ではどのように生じ，腫瘍性疾患の遺伝につながっているかを議論します。

1 発がんの多段階遺伝子変化説

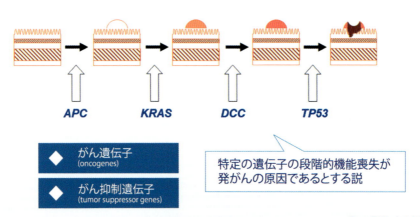

大腸がんの多段階遺伝子変化説

APC　KRAS　DCC　TP53

◆ がん遺伝子 (oncogenes)
◆ がん抑制遺伝子 (tumor suppressor genes)

特定の遺伝子の段階的機能喪失が発がんの原因であるとする説

(Fearon ER & Vogelstein B Cell 1990)

　もっとも発がん過程の理解が進んでいるとされるヒトの大腸がんでは，図に示すように腫瘍が発生進展する各ステップで重要な遺伝子が変化していると考えられています（古典的発がん経路）。これらの遺伝子は，「がん遺伝子」（oncogenes）と呼ばれる遺伝子群と「がん抑制遺伝子（tumor suppressor genes）」と呼ばれる遺伝子群とに大別することができます。このように，大腸がんの多段階遺伝子変化説は，特定の遺伝子の段階的機能変化が発がんの原因であるとする説です。

2 がん遺伝子とがん抑制遺伝子（1）

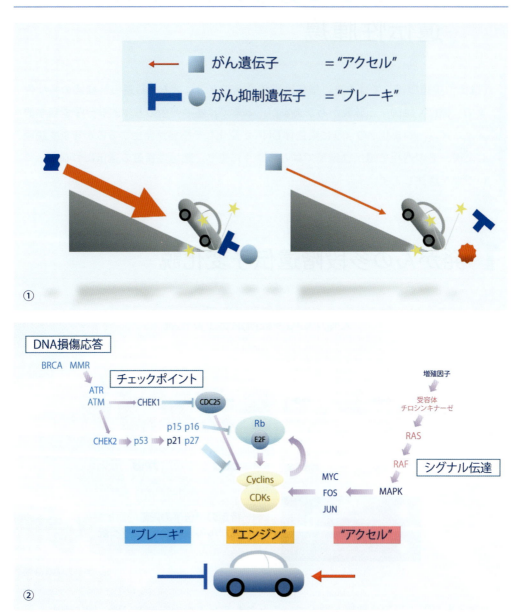

　では，がん遺伝子とがん抑制遺伝子はどのような遺伝子群でしょうか。ここで細胞増殖を自動車の走行に例えると，がん遺伝子は車のアクセル，がん抑制遺伝子はブレーキと考えることができます。細胞の発がんを，車が制御を失って坂を転がり落ちることに例えると，図-①のようにアクセルを踏みすぎた際にがん化する場合が考えられます。またアクセルが正常でもブレーキが壊れていると，坂を転がり落ちるかもしれません。このようなモデルは実際にはさまざまな機能をもつがん遺伝子，がん抑制遺伝子の機能変化の発がん

における意味を極端に単純化したモデルですが，理解を助ける一つの考え方かもしれません。実際にはこのようなイベントは発がんの1ステップを推し進めるものと想像されます。

　細胞増殖は実にさまざまな遺伝子群によって正に負に調節されています（図-②）。これらはシグナル伝達，DNA損傷応答，チェックポイントなどの機能を担っています。また細胞増殖のメインエンジンはCyclinとCDKです。このエンジンに対してアクセルとして機能する遺伝子群とブレーキとして機能する遺伝子群とが実際に知られており，腫瘍で変化していることも知られています。

3 DNA変化からみたがんの原因

がん(悪性腫瘍)の原因(?)

染色体DNAに与える影響から分類したがんの原因

A. 遺伝子における点突然変異　　　遺伝的素因、化学被爆、生活習慣
B. 染色体の変化（染色体不安定性）
　　a) 数の異常
　　b) 構造の異常　　　　　　　　遺伝的素因、化学被曝
　　　(a) 部分的な脱落　　　　　　抗がん剤、放射線、生活習慣
　　　(b) 転座(融合遺伝子の出現)*
　　　(c) 遺伝子の増幅*
C. ウイルス遺伝子の感染*　　　　　ウイルス感染

ゲノム不安定性＝多くの悪性腫瘍の原因

一般の発がんにおいてはゲノム不安定性が重要

　発がんの原因を考えてみます。一般には，遺伝的素因，化学被曝，生活習慣など図の右側に示すような要因を思いつきます。しかしながらこれらの発がん刺激は，図中A〜Cに示すように染色体DNAに与える影響別に整理し直すことができます*。遺伝子における点突然変異と染色体の変化（染色体不安定性）を併せて「ゲノム不安定性」とも呼びますが，このゲノム不安定性が多くの悪性腫瘍の原因と考えられています。ですから一般の発がんにおいてはゲノム不安定性，特に点突然変異と染色体の変化が重要であると言うことができます。

* 以下の疾患で典型的な特殊な染色体DNA変化による発がんについては，ここでは議論を省略しています。
　B.b)-(b) 転座（融合遺伝子の出現）　e.g.造血器腫瘍，骨軟部腫瘍の一部他
　B.b-(c) 遺伝子の増幅　e.g.神経芽細胞腫，
　C.　　ウイルス遺伝子の感染　e.g.成人T細胞白血病（ATL）

4 遺伝子変異と遺伝子機能の変化：がん遺伝子

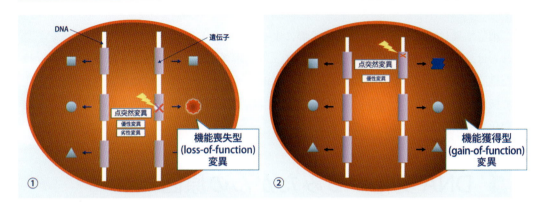

　ここで，染色体DNAの構造を極端に簡略化したモデルを考えます（図-①②）。図中の白い糸は「DNA」を表しており，2本あります。それぞれに3つの遺伝子があり，四角（□），丸（○），三角（△）のタンパク質が作られています。これを仮に「3遺伝子2倍体モデル」とでも名付けておきます。DNAは常に内外環境から攻撃を受けており，これにより遺伝子がコードする情報が損なわれると，「点突然変異」の発生につながります。変異によってはタンパク質の機能が変化します。このように，DNA損傷により点突然変異が発生します。

　実際の変異には優性変異と劣性変異とがあります。タンパク質の機能が失われる場合を「機能喪失型変異」と呼びます。機能喪失型変異の場合は優性の場合も劣性の場合もあります。また，タンパク質の機能が新たに獲得されるような変異を「機能獲得型変異」と呼んでいます。機能獲得型変異は一般に優性と考えられています。

　アクセルとして機能するがん遺伝子の場合は，まさにこのような片方の対立遺伝子に生じた優性に機能する機能獲得型変異によって活性化し，発がんステップを推し進めると考えられています。

5 遺伝子変異と遺伝子機能の変化：がん抑制遺伝子

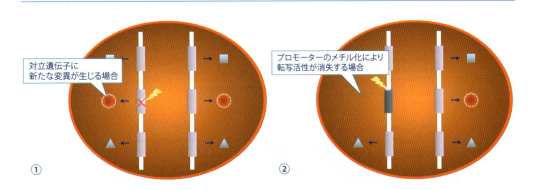

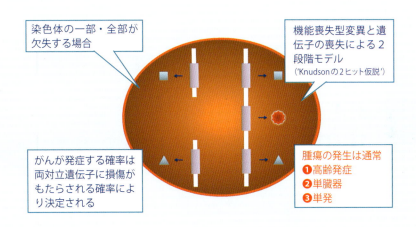

(Knudson AG Proc Natl Acad Sci USA 1971)

　今度は，この丸いタンパク質（○）を形作っている遺伝子をがん抑制遺伝子（ブレーキ）と考えます。そして，この遺伝子座の一方の対立遺伝子（アレル）に機能喪失型変異が生じているとします。これは「劣性」の変異とします。ここで，このがん抑制遺伝子の機能が細胞から完全に失われるまでには，どのようなイベントが必要なのか考えてみます。

　まず考えられるのが「対立遺伝子に新たな変異が生じる場合」です（図-①）。また，遺伝子のプロモーターに変化が生じ，遺伝子が転写されなくなる場合も想定されます（図-②）。それから，遺伝子と遺伝子の間のDNAが攻撃を受け，遺伝子全体が失われることがあります（図-③）。このように，がん抑制遺伝子座が失われる過程は，機能喪失型劣

性変異と対立遺伝子の喪失による2段階モデルで説明することができ，これを「Knudosonの2ヒット仮説」と呼んでいます。

　場合によっては，染色体の一部や全体が失われてしまい，結果として対立遺伝子が失われる場合もあります。

　したがって，がんが発症する確率は両対立遺伝子に損傷がもたらされる確率により決定されるということが言えます。実際には，ヒトの場合，1倍体分で21,000個の遺伝子から成るので，この2つのステップの確率の積はかなり低い値であることがわかります。このことからも，腫瘍の発生は通常，高齢発症で単臓器・単発と言うことができます。

6　がん遺伝子とがん抑制遺伝子（2）

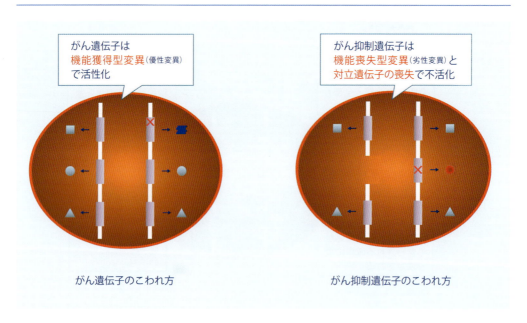

　がん遺伝子（アクセル）のこわれ方とがん抑制遺伝子（ブレーキ）のこわれ方を整理してみます。がん遺伝子は片方の対立遺伝子における機能獲得型変異（優性変異）で活性化します。一方，がん抑制遺伝子は機能喪失型変異（劣性変異）と対立遺伝子の喪失で不活化します。

7 ヒト腫瘍にみられるゲノム変化と階層構造

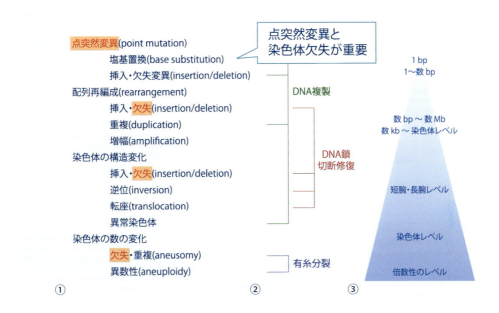

　図は染色体DNAに生じるさまざまな変化の階層構造を示したものです。これらは1塩基対レベルのものから，染色体1本分，あるいはその本数という巨大なレベルまで，実にさまざまです。これらの中でやはり重要なのは点突然変異と染色体欠失です。図-②は変化の原因となる細胞内の活動を示しています。その多くは，DNA複製とDNAの修復過程で発生していることがわかりますが，細胞分裂の際の有糸分裂の障害によって発生する染色体変化もあります。

8 遺伝性腫瘍の遺伝学的基礎

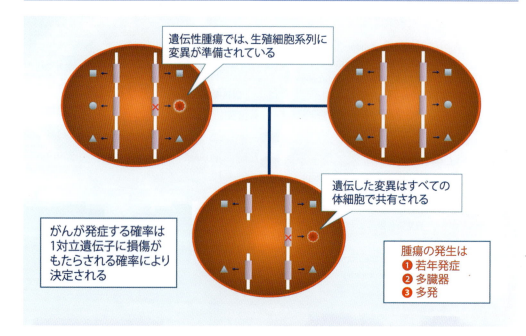

　ここで仮に，ある男性の生殖細胞においてがん抑制遺伝子座に点突然変異が発生したとします。生じた変異は機能喪失型ですが，劣性であるため，もう一つの対立遺伝子が存在することで，この精子細胞は見た目も機能も完全に正常です。

　彼がある女性と子どもをもうける様子を想像します。この変異型の対立遺伝子は，メンデルの法則にしたがって1/2の確率で受精卵に受け継がれます。この卵は無数の分裂を繰り返し一人の個体となりますが，その個体の体細胞にはこの変異がすべて共有されています。このような個人は，前述のKnudosonの2ヒット仮説で発がんを説明した個人と比べて格段に高い確率でがんを生じることを理解できます。これが遺伝性腫瘍発生の基本メカニズムです。

　このように，遺伝性腫瘍では生殖細胞系列に変異が準備されています。これを受け継いだ個人ではすべての体細胞で変異が共有されています。がんが発症する確率は1対立遺伝子に損傷がもたらされる確率により決定されるため，高い確率でがんが生じることが理解できます。また，同時にこのことから，腫瘍の発生が若年発症であり，多臓器に多発することも説明されます。

9 遺伝子変異の遺伝と疾患の遺伝形式

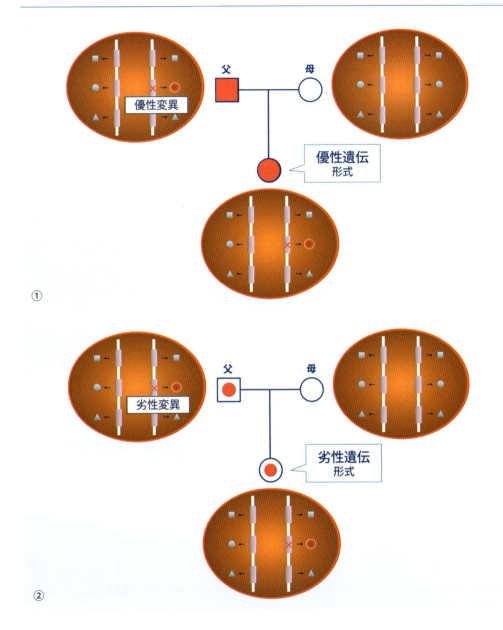

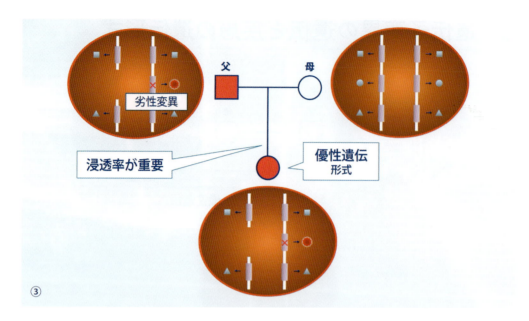

　遺伝子変異と疾患の遺伝形式をまとめます。

　図-①：生じた変異が優性の場合，その個人は病気を発症します。変異を受け継いだ子どもも同様です。この場合疾患は「優性遺伝」していると言います。

　図-②：生じた変異が劣性の場合，対立遺伝子に何も起きなければ，その個人は発症しません。このように劣性変異の場合，疾患によっては発症する確率が低く，家系内の病気が認められないことが少なくありません。このような遺伝形式を「劣性遺伝」と呼びます。

　図-③：一方，対立遺伝子が損なわれる確率が高い場合には，その個人が一生に間に発症する確率も高まります。結果として，変異を受け継いだ子どもでも，同様なイベントが生じ，発症することになります。この場合は，疾患は「優性遺伝形式」をとることになります。遺伝性腫瘍，とりわけ多くの家族性腫瘍では，このパターンが多く，原因となる責任遺伝子は，がん抑制遺伝子型のこわれかたで，機能喪失型の劣性変異が遺伝しているものの，疾患（腫瘍）の発症は優性遺伝形式をとるものがほとんどです。このことから家族性腫瘍においては浸透率（変異をもつ個人が発症する確率）の問題が重要になってくることがわかります。

10 遺伝性腫瘍性疾患の責任遺伝子

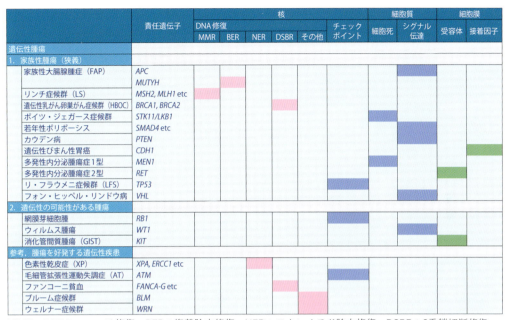

MMR：DNAミスマッチ修復，BER：塩基除去修復，NER：ヌクレオチド除去修復，DSBR：2重鎖切断修復

　主だった遺伝性腫瘍性疾患と，その原因となる原因遺伝子を表にまとめました．ここでは遺伝性腫瘍として「1.家族性腫瘍」，「2.遺伝性の可能性がある腫瘍」の2つを，また参考として「腫瘍を好発する遺伝性疾患」を挙げています．DNA修復やチェックポイント機能に関連した遺伝子が原因遺伝子となるものが多いことがわかります．

　以上，遺伝性腫瘍概論ではどのように染色体DNAが変化して腫瘍が発生するのか，またその過程が遺伝性腫瘍ではどのように生じ，腫瘍性疾患の遺伝につながっているかを概念的に説明しました．

文　献

1) Fearon ER, et al. A genetic model for colorectal tumorigenesis. Cell. 1990; 61: 759-67.
2) Knudson AG Jr. Mutation and cancer: statistical study of retinoblastoma. Proc Natl Acad Sci USA. 1971; 68: 820-3.

Ⅰ 共通編

第2章
家系情報の聴き取り

[執筆]

高津　美月
がん研究会有明病院遺伝子診療部
認定遺伝カウンセラー®

[監修]

吉田　輝彦
国立がん研究センター中央病院遺伝子診療部門長

1 聴き取りの目的と意義

▶ **目的**
- アイスブレイク
- 来談理由の共有
- 家族関係の共有
- 遺伝性腫瘍の可能性の検討
- 必要な検査の検討
- At risk者の同定

▶ **医療者にとっての意義**
- 診断の助けになる
- 継続的な関係構築の助けになる

▶ **クライエントにとっての意義**
- 自分自身(と家族)の状況を客観的に理解する助けになる

①

　図-①に示すのは「聴き取りの目的と意義」です。目的は，アイスブレイク，来談理由の共有，家族関係の共有，遺伝性腫瘍の可能性の検討，必要な検査の検討，at risk者の同定の6つです。At risk者とは，病気の原因となる遺伝子変異が確定した場合に，同じ病的バリアントを保有し，その病気を発症する可能性がある家系員のことです。家系情報の聴き取りは，遺伝カウンセリング実施前，または遺伝カウンセリングの最初に行います。きょうだいの人数や年齢など答えやすい質問を用いることで，クライエントとの関係が十分に構築できていない段階でも会話をスムーズに運ぶことができます。医療者にとっては，家系内のキーパーソンや関係性の把握に役立つ，検討すべき遺伝性腫瘍の絞り込みにつながる，などの意義があります。またクライエントにとっては，自分自身や家族について話すことで，状況を客観的に理解する助けになり得ます。

2 聴き取りのポイント

▶ **以下の情報を確認、記載する**
  ・現在の年齢
  ・がんの種類と診断時年齢
    - 原発巣と転移巣は区別する
    - 前駆病変、両側性なども記載する
  ・亡くなった血縁者の死亡年齢と死因
  ・検診実施状況
  ・がん以外の既往歴

▶ **原則として三世代、発端者の第1, 2, 3度近親者の情報を確認する**

▶ **がんに罹患していない血縁者も記載する**

▶ **父方母方それぞれの家族歴を確認する**

②

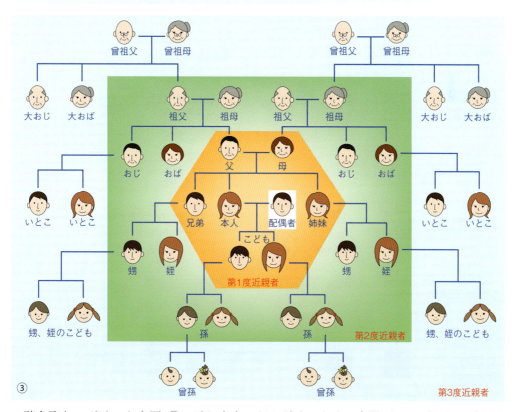

③

聴き取りのポイントを図-②に示します。がんだけでなく、大腸ポリープなどの前駆病変も確認します。がんに罹患していない血縁者も明記する、父方母方それぞれの家族歴を

確認することも重要です。

　第何度近親というのは，法律上の第何親等，とは異なる考え方です。図-③の通り，第1度近親者とは親，子，きょうだいです。第2度近親には，祖父母，孫や，おじ・おば，おい・めいが含まれます。第3度近親まではなかなか十分な情報を得られないかもしれませんが，特にいとこは，今後のリスク管理において重要になる場合があります。

3 家系図の描き方　a）一般的な記号

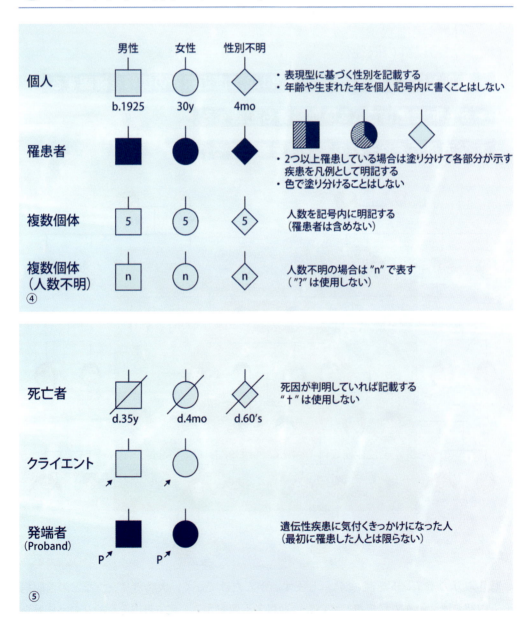

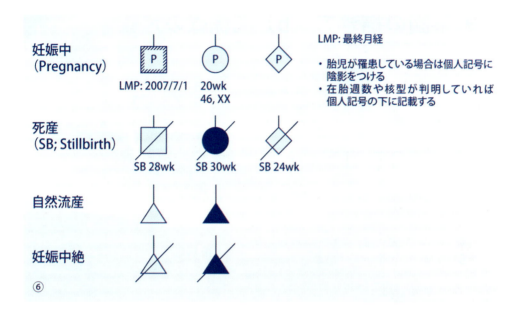

⑥

　ここからは家系図を描く際の記号を紹介していきます。
　図-④：一般的な記号として，男性は四角，女性は丸，性別がわからない場合はひし形を用います。年齢や生まれた年は記号の下に記載し，記号の中に書くことはしません。罹患者はそれぞれの記号を塗りつぶすことで表現し，複数の病態がある時には記号内を塗り分けます。男性が5名の場合は四角の中に5と書くなど，複数名をまとめて描く場合もあります。
　図-⑤：亡くなっている場合は記号に斜線を描き，十字架を用いることはしません。記号の下には死亡時の年齢と死因を明記します。遺伝カウンセリングを希望したクライエントは，左下の矢印で示し，発端者は，左下の矢印に，さらに「P」を付けて表します。ここでの発端者とは，遺伝性疾患の可能性を考えるきっかけになった人をさします。家系内で最初に罹患した人とは限らないのがポイントです。
　図-⑥：妊娠は胎児の個人記号中に「P」を書くことで表します。胎児が何らかの疾患に罹患していることが確定している場合は，「P」が隠れない程度に薄く塗りつぶします。最終月経や妊娠週数，染色体検査にて胎児の核型が判明していれば，記号の下に明記します。死産の場合は記号に斜線を引き，記号の下に「SB」と書きます。在胎週数や罹患の有無などの情報も，わかる限り書くようにします。自然流産，妊娠中絶の表現方法は図-⑥の通りです。

3　家系図の描き方　b）関係線の定義

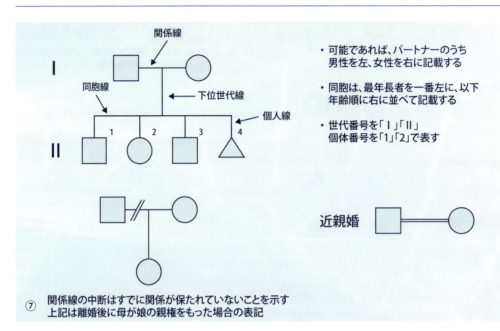

⑦ 関係線の中断はすでに関係が保たれていないことを示す
　上記は離婚後に母が娘の親権をもった場合の表記

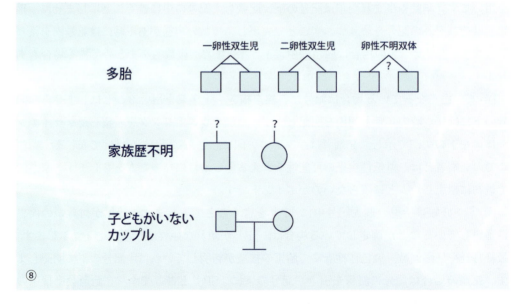

⑧

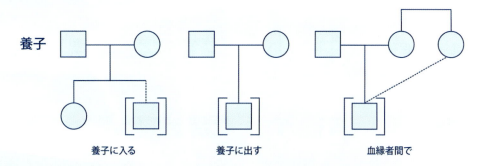

養子に入る　　　　養子に出す　　　　血縁者間で

・すべての養子は鍵カッコで表す
・生物学的両親とは実線で、養父母とは点線で結ぶ

⑨

　この項では関係線を紹介します。
　図-⑦：夫婦は，可能な限り男性を左に，女性を右に記載し，その間を一本の線でつなぎます。親世代から子ども世代に向かう縦線を下位世代線，きょうだい同士をつなぐ横線を同胞線，同胞線から各個人に向けて下に伸びる線を個人線と呼びます。きょうだいを描く場合は，最年長者を一番左に描き，それ以降年齢順に右に並べて描いていきます。図-⑦左下のような関係性の中断は，すでにその関係が保たれていないこと，具体的には離婚など，を指します。さらにこの図は，離婚後に母親が娘の親権をもったことを表しています。逆に母親に近い側で関係線が中断されているときには，父親が親権を持ったことを意味します。
　図-⑦右下のように，近親婚（いとこ婚など，血縁関係がある者同士が夫婦となっている場合）は二重線で示します。
　また，世代番号，つまり縦の関係をローマ数字で，個体番号，つまり横の関係をアラビア数字で表します。
　図-⑧：多胎児，家族歴不明，子どもがいないカップルの表記方法は図-⑧の通りです。
　図-⑨：養子は，すべてカギカッコで表し，生物学的な両親とは実線で，養父母とは点線で結びます。一番右の図は，夫婦の実子である男児が，妻の妹のところに養子に出たことを表しています。

3 家系図の描き方　c）遺伝学的評価に関する記号

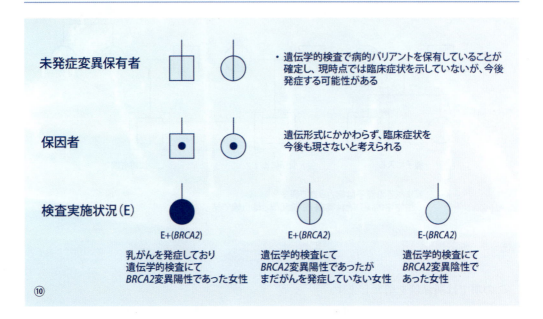

　図-⑩：遺伝学的な評価に関する記号を紹介します。
　未発症変異保有者は記号の中に縦線を描くことで表します。未発症変異保有者とは，遺伝学的検査によって何らかの遺伝性疾患の病的バリアントをもっていることが確定しており，今後発症する可能性がありますが，現時点ではまだ発症していない人のことです。
　保因者は記号の中に黒点をつけて表現します。保因者とは，病的バリアントをもっていることが確定しているものの，遺伝形式にかかわらず今後本人が臨床症状を呈することはない，という人のことです。
　何らかの検査を受けた人にはEを付け，その結果が陽性だったか陰性だったかを＋，－で表現します。例えば遺伝学的検査によって，BRCA2変異陽性であることが確定した人は，図に示すようにE＋(BRCA2)，BRCA2変異陰性であったときにはE－(BRCA2)と表記します。

3 家系図の描き方　d）その他

> ▶ 家系図内には以下の情報を記載する
> ・いつ
> ・どこで
> ・誰が
> ・誰から　　聴取した情報なのか
>
> ▶ 常に最新の家系情報を得るよう心がける

⑪

　いつ，どこで，誰が，誰から確認した家系図なのかを明記します。また家系情報はたえず変化するため，常に最新の家系情報を得るよう心がけ，家系図を更新していくことが大切です。

4 実際の家系図（例）

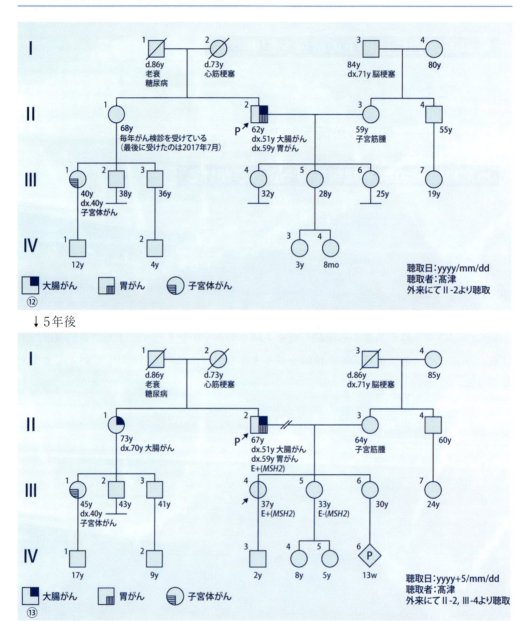

↓5年後

ここまでを踏まえて実際に家系図を作成してみましょう。

　図-⑫：クライエント（Ⅱ-2）は現在62歳の男性で，51歳の時に大腸がん，59歳で胃がんと診断されています。妻（Ⅱ-3）は現在59歳で，子宮筋腫がありますが，がんを含めて大きな病気と言われたことはありません。夫婦には子どもが3人います。いずれも女性で，長女（Ⅲ-4）が32歳，次女（Ⅲ-5）が28歳，三女（Ⅲ-6）が25歳です。次女には2

人の娘がおり，それぞれ3歳（Ⅳ-3），8ヵ月（Ⅳ-4）です。

　クライエントには現在68歳の姉（Ⅱ-1）がいます。姉は毎年がん検診を受けており，これまでに異常を指摘されたことはありません。最後に検診を受けたのは2017年7月です。姉の子どもは3人で，現在40歳の長女（Ⅲ-1）が先日子宮体がんと診断され，現在治療を受けています。38歳の長男（Ⅲ-2）と36歳の次男（Ⅲ-3）はがんにかかったことはありません。長女には男の子（Ⅳ-1）が1人，長男には子どもがおらず，次男には男の子（Ⅳ-2）が1人います。クライエントの父（Ⅰ-1）は生前糖尿病を患っており，86歳で老衰で亡くなりました。母（Ⅰ-2）は73歳で心筋梗塞で亡くなっています。

　クライエントの妻には55歳の弟（Ⅱ-4）がいて，そこには娘（Ⅲ-7）が1人います。いずれも健康です。妻の両親ですが，現在84歳の父（Ⅰ-3）は71歳のときに脳梗塞を患いましたが存命です。80歳の母（Ⅰ-4）はこれまで大きな病気にかかったことはありません。

　これで家系図の完成です。最後に，それぞれの記号がどのがん種を示すのかを明記します。作成日，聴取者，聴取場所と聴き取りの相手も書いておきます。

　図-⑬：それから5年後，家系図は図-⑬のように変化しました。第一世代では妻の父が86歳で亡くなり，妻の母は85歳になりました。第二世代ではクライエントの姉が73歳になり，70歳のときに大腸がんにかかりました。

　クライエントは妻と離婚し，元妻が三人の子どもの親権者となりました。またクライエントは遺伝学的検査の結果，リンチ症候群であることが確定していました。この情報をもとにクライエントの長女と次女が遺伝学的検査を受け，長女が同じ変異をもっていること，次女は受け継いでいないことが判明しました。

　長女はリンチ症候群に必要な検診を毎年受けており，今のところがんを発症していません。また，長女には男児が生まれて現在2歳になり，三女は妊娠中です。

　このときはクライエントとその長女から家系情報を確認しました。更新日も必ず記載します。

　このように，家系情報を更新することで，at risk者を確認することができます。例えば，クライエントの姉が大腸がんにかかったという情報から，クライエントの姉やその子ども，孫もリンチ症候群である可能性が考えられます。また，クライエントが離婚し，元妻が親権者となったことで，遺伝学的検査を受けていない三女に対して情報共有が難しくなっている可能性もあります。情報提供の進め方について一緒に考えていくことも，遺伝カウンセリングの大切な役割の一つです。

　一方で，家系内での情報共有に配慮が必要な場合もあります。例えば「がんの既往歴を母に知られたくない」「姉には遺伝学的検査の結果を言いたくない」などです。このような状況下では，家系図への記載や見せ方，遺伝カウンセリングの進め方に注意が必要です。

　ここまで，家系図の記載方法を紹介しました。より詳しく知りたい場合は，以下の文献を参照してください。

文 献

1) Robert L. Nussbaum, 他 著, 福島義光 監訳. トンプソン&トンプソン遺伝医学第2版. メディカル・サイエンス・インターナショナル. 2017.
2) 福島義光 監修, 櫻井晃洋 編集. 遺伝カウンセリングマニュアル（改訂 第3版）. 南江堂. 2016.
3) Bennett RL, et al. Standardized human pedigree nomenclature: update and assessment of the recommendations of the National Society of Genetic Counselors. J Genet Couns. 2008 Oct; 17:424-33.

Ⅰ 共通編

第3章
遺伝カウンセリング

[執筆]

田辺　記子
国立がん研究センター中央病院遺伝子診療部門
認定遺伝カウンセラー®

[監修]

田村　和朗
近畿大学理工学部生命科学科 教授/
大学院総合理工学研究科理学専攻遺伝医学 教授

1 「遺伝カウンセリング」とは

> 日本医学会「医療における遺伝学的検査・診断に関するガイドライン」(2011年2月)
>
> 遺伝カウンセリングは、疾患の遺伝学的関与について、その医学的影響、心理学的影響および家族への影響を人々が理解し、それに適応していくことを助けるプロセスである
> このプロセスには、
> 1) 疾患の発生および再発の可能性を評価するための家族歴および病歴の解釈
> 2) 遺伝現象、検査、マネージメント、予防、資源および研究についての教育
> 3) インフォームド・チョイス(十分な情報を得た上での自律的選択)、およびリスクや状況への適応を促進するためのカウンセリング
> などが含まれる
>
> ＊遺伝カウンセリングに関する基礎知識・技能については、すべての医師が習得しておくことが望ましい
> ＊必要に応じて、専門家による遺伝カウンセリングを提供するか、または紹介する体制を整えておく必要がある

　本章前半では，がん領域に限定せず，遺伝カウンセリングに関する概要を解説します。遺伝カウンセリングの定義にはさまざまなものがありますが，ここでは2011年に公開された日本医学会「医療における遺伝学的検査・診断に関するガイドライン」に記載されているものを図に示します。この定義は，2006年にNational Society of Genetic Counselorsによって示された定義と同様のものです。

　遺伝カウンセリングは，疾患の遺伝学的関与について，その医学的影響，心理学的影響および家族への影響を人々が理解し，それに適応していくことを助けるプロセスです。このプロセスには，

1) 疾患の発生および再発（recurrence）の可能性を評価するための家族歴および病歴の解釈
2) 遺伝現象，検査，マネージメント，予防，資源および研究についての教育
3) インフォームド・チョイス（十分な情報を得た上での自律的選択），およびリスクや状況への適応を促進するためのカウンセリング

などが含まれます。

　日本医学会ガイドラインでは，「遺伝カウンセリングに関する基礎知識・技能については，すべての医師が習得しておくことが望ましい」こと，「必要に応じて，専門家による遺伝カウンセリングを提供するか，または紹介する体制を整えておく必要がある」ことを

📝 **用語解説**

再発（recurrence）●家系内で同じ遺伝的事象が起こること（p.37参照）。

述べています。遺伝カウンセリングの専門家としては，「臨床遺伝専門医」，「認定遺伝カウンセラー®」がいます。

2 遺伝カウンセリングの提供が考えられる場面（腫瘍領域の場合）

- 家族に，がんに罹患した人が多い
- 自分自身が若くしてがんに罹患した
- 自分自身が，（再発ではなく）何度かがんに罹患した
- 医療者に勧められた
- 自分にあった治療を選択したい
- 二次的所見で遺伝性腫瘍の原因遺伝子に病的バリアントが認められた

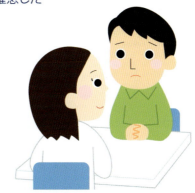

　遺伝カウンセリングの提供が考えられる場面はどのような状況が多いのでしょうか。ここでは，遺伝性疾患の中でも遺伝性腫瘍の場合として例を挙げます。

　遺伝カウンセリングには，「家族にがんに罹患した人が多い」のように，がんの家族歴が濃厚で家系内の遺伝的素因が気になる方や，「自分自身が若くしてがんに罹患した」「自分自身が何度かがんに罹患した」といったように，自身のがん罹患に若年・多発の特徴があることを気にされた方などが来談されます。また，遺伝性腫瘍の疑いがあり遺伝カウンセリング受診を「医療者から勧められた」といった方もいらっしゃいます。

　近年，特定の遺伝性腫瘍であると診断された場合には，その方に発生した腫瘍に適した治療選択が考えられるようになってきました。そのため，遺伝性腫瘍の分野であれば「自分にあった治療を選択したい」方や，最近は，腫瘍組織のクリニカルシークエンスで認められた二次的所見として遺伝性腫瘍の原因遺伝子に病的バリアントを認められた方が来談されるケースもあります。

　このように，遺伝カウンセリングを受診する方の背景は多様です。

3 遺伝カウンセリングの意義

- 遺伝カウンセリング担当者からクライエントへの十分な
  情報提供、情報理解の促進・支援
- 十分な情報提供を受けたクライエント自身が
  価値観に沿った意思決定（本人・家族の今後の医療、生活・・・）を行う
  遺伝カウンセリング担当者は意思決定を支援
- クライエント自身は、決定内容のみならず決定に至るプロセスに納得
  その時点での最善の決断をしたことを実感
- 支援の継続性を担保

　図は遺伝カウンセリングを提供する意義です．ここからは，再び，遺伝性腫瘍としてではなく，遺伝性疾患に対する遺伝カウンセリングについて解説します．

　遺伝カウンセリング担当者からはクライエントに十分な情報提供がなされます．遺伝カウンセリング担当者は，クライエント自身が関係する，もしくは疑われる遺伝性疾患に関する情報への理解を促進し，支援します．そして，十分な情報提供を受けたクライエントは自身の価値観に沿った意思決定を行います．

　また，遺伝カウンセリング担当者はその意思決定プロセスを支援します．クライエント自身は，決定内容のみならず意思決定に至るプロセスに納得し，その時点での最善の決断をしたことを実感します．また，クライエントは支援の継続性を担保されることで，将来への安心感を得ることができると思われます．

4 遺伝カウンセリングで扱う内容

- 来談主訴の聴取
- 個人・家族の病歴の収集

症例に応じた事前準備（必要に応じて）

- 疾患の情報（疾患の説明、管理、予防…）
- 遺伝様式の説明
- 再発率（Recurrence Risk）の提示
- 遺伝学的検査に関する話し合い、実施→結果開示
- 社会資源に関する情報提供
- 心理社会的問題

医学的情報提供 ⇔ 心理社会的支援

　図は遺伝カウンセリングで扱う内容の概要です。

　まずは，来談主訴を聴取します。来談者が何を求めているかにより，その方に適した情報提供の内容を考えることができます。個人・家族の病歴の収集は，遺伝性疾患の鑑別およびリスク評価を行うために大変重要になります（詳細は「第2章 家系情報の聴き取り」参照）。これらの内容は，事前の電話での遺伝カウンセリング予約時やプレカウンセリングとして行われる場合もあります。遺伝カウンセリング担当者は必要に応じて事前の準備を行います。

　ある特定の遺伝性疾患リスクが高いと評価された場合，その遺伝性疾患についての情報を提供します。遺伝様式についても説明し，再発率（recurrence risk）を提示します。ここで言う再発率は，家系内で同じ事象が起こる確率のことを示しており，例えば常染色体優性遺伝性疾患の場合は本人の子での再発率は50%となります。

　遺伝学的検査の実施が考えられる場合は，遺伝学的検査に関しても話し合います。遺伝学的検査が実施された場合にはその結果について説明します。また，診断された疾患に対する社会資源の利用についての情報提供も行います。これらの話合いを行う中で，クライエントの抱える心理社会的問題も表出されることがあります。

　心理社会的支援のためには，積極的傾聴の姿勢を示すこと，相手の価値観を肯定すること，遺伝カウンセリング担当者はクライエントに関する勝手な分析をせずクライエントのありのままを理解すること，相手の考えを最大限理解しようと努めることが重要です。

　遺伝カウンセリングでは，医学的情報提供と心理社会的支援を適切に実施することが求められます。

5 遺伝情報の特徴〜遺伝情報を慎重に扱うのは？

- 遺伝学的検査の結果（生殖細胞系列の遺伝子配列情報）は
  - ✓ 一生涯、変化しない情報である
  - ✓ 将来に起こりえることを示す／予測する情報である
  - ✓ 個人的な情報であるとともに、家族（血縁者）の情報である
  - ✓ 保因者（将来も発症する可能性はほとんどないが、疾患の原因遺伝子に病的バリアントを有しており、それを次世代に伝える可能性がある者）を同定できる場合がある
  - ✓ 出生前診断に利用できる場合がある
  - ✓ 個人を同定してしまう場合がある
  - ✓ 不適切に扱われた場合、本人および血縁者に社会的不利益がもたらされる可能性がある

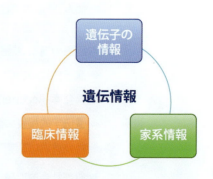

知る権利　知らないでいる権利

　遺伝に関する情報はなぜ特別な扱いを受けるのでしょうか。遺伝情報には、遺伝子の情報、家系の情報、臨床情報が含まれます。家系の情報や本人の症状も遺伝性疾患に関連する情報となり、取り扱いに配慮する必要があります。

　遺伝学的検査の結果、すなわち生殖細胞系列の遺伝子配列情報は特に慎重に取り扱う必要があります。この情報の特徴として以下が挙げられます。

- 一生涯、変化しない情報であること
- 将来に起こりえることを示す／予測する情報であること
- 個人的な情報であるとともに、家族（血縁者）の情報であること
- 保因者を同定できる場合があること
- 出生前診断に利用できる場合があること
- 個人を同定してしまう場合があること
- 不適切に扱われた場合、本人および血縁者に社会的不利益がもたらされる可能性があること

　遺伝性疾患が疑われる場合、遺伝学的検査の実施が検討される場合がありますが、遺伝性疾患の当事者にとっては遺伝学的検査の結果を含め遺伝情報を「知る権利」があるとともに「知らないでいる権利」があるということも、クライエント・医療者ともに心得ておく必要があります。

📝 用語解説

保因者 ● 本人は将来も発症する可能性はほとんどないが疾患の原因遺伝子（劣性遺伝性疾患の発症に関与する遺伝子など）に病的バリアントを有しており、それを次世代に伝える可能性がある者

6 遺伝性疾患の特殊性

- 家系内で遺伝性疾患が繰り返し起こる
- 遺伝性疾患にまつわる情報量の大きさ
- 生殖行動への影響
- 罪の意識，恥の思い (feelings of guilt and shame)

個別性の高い状況への対応

　遺伝性疾患の特殊性について図に示します。遺伝性疾患は，散発性の疾患と異なる特徴を持ちます。
　具体的には以下の特徴が挙げられます。
・家系内で遺伝性疾患が繰り返し起こり得ること
・遺伝性疾患にまつわる情報量は，「遺伝」といった特徴を持つために大きくなること
・次世代でも同じ疾患が生じる可能性があるということは，生殖行動へも影響を与えること
・これらのことから，罪の意識，恥の思いを感じる方もいること

　遺伝性疾患はここまでに説明したような特徴を持つこと，また，個人のおかれている状況も異なるため，遺伝カウンセリングでは個別性の高い状況への対応が求められます。

7 遺伝カウンセリング担当者に求められる姿勢

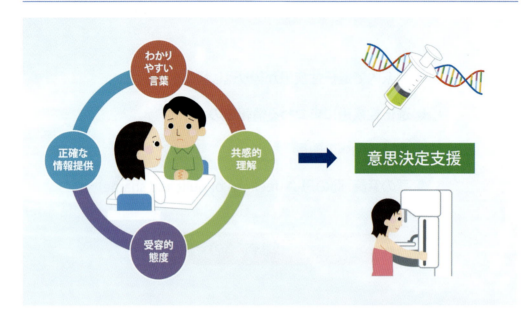

　ここまで述べてきたように，遺伝カウンセリングで扱う情報提供内容は膨大で，また，個別性の高い状況への対応が必要となります。そこで，
- ・わかりやすい言葉を使用すること
- ・正確に情報提供をすること
- ・受容的態度で共感的理解を示しながら，遺伝カウンセリングを実施し，クライエントの意思決定支援を行うこと

が求められます。

8 遺伝カウンセリングの内容① 個人・家族の病歴の収集（家系情報の聴き取り）

- 家系図記載時には、標準記載法を用いる
- 人種、血縁関係に配慮する
- 家族の病歴は変化する → 可能なときに更新
- がんのスクリーニング状況、外科的介入にも留意する
- クライエントの情報には正しくないものもある → 書類がある場合はその情報が正しい場合が多い
- 教育レベル、関係性の程度等が情報の正確性に影響を与えることを心に留めておく
- 家族歴収集の障壁（養子等で家族歴が不詳、家系員が少ない、がん以外の理由での若年死亡等は遺伝性腫瘍が隠れてしまう場合も…）を心得ておく

Genetic Cancer Risk Assessment and Counseling: Recommendations of the National Society of Genetic Counselors (2004)
Essential Elements of Genetic Cancer Risk Assessment, Counseling, and Testing Updated Recommendations of the NSGC (2012) を参考に、一部改変

　ここからは，がんに焦点をあて，がん領域における遺伝カウンセリングの内容について詳細に述べていきます。まずは，個人・家族の病歴の収集についてです。遺伝性腫瘍のリスク評価の際に，個人・家族の病歴の収集は大変重要となります（詳細は「家系情報の聴き取り」参照）。個人・家族の病歴収集では以下のことに留意します。

　・家系図記載時には，標準記載法を用いること
　・人種，血縁関係に配慮すること

　例えばクライエントは両親の離婚歴により，異父きょうだいや異母きょうだいがあることもあります。これは，遺伝性疾患のリスク評価の際には重大なポイントとなります。また，

　・家族の病歴は変化するので，可能なときに更新すること
　・がんのスクリーニング状況，外科的介入にも留意すること，も必要です。

　例えば，遺伝性乳がん卵巣がん症候群の家系において，女性が子宮筋腫などの既往で子宮の摘出術および両側付属器切除術を行っていることは，がん発症リスク評価に影響を与えます。
　また，クライエントの情報には正しくないものもあります。診療情報提供書のように書類がある場合はその情報が正しい場合が多いです。さらに

　・教育レベル，関係性の程度等が情報の正確性に影響を与えることを心に留めておくこ

と
・家族歴収集の障壁を心得ておくこと，も重要です。

例えば，養子等で家族歴が不明であること，家系員が少ないこと，がん以外の理由での若年死亡がある等の場合，遺伝性腫瘍が隠れてしまう場合もあります。

9 遺伝カウンセリングの内容②　リスク評価，遺伝性腫瘍の鑑別

- 家系内における発端者と同様のがん・関連がん、早期発症、複数の原発がん、両側性のがん、まれながん、過剰な良性腫瘍、人種…に着目
- 身体的特徴の有無

　　　疑われる遺伝性腫瘍を鑑別
　　　リスク（遺伝学的検査の陽性率、がん罹患）の評価

- 疑われる遺伝性腫瘍に関する情報提供
- 病的バリアント検出確率、がん罹患リスク等の情報提供
  ✓ （多遺伝子パネル検査の場合は、検査対象遺伝子に関する情報提供を適宜）

Genetic Cancer Risk Assessment and Counseling: Recommendations of the National Society of Genetic Counselors (2004)
Essential Elements of Genetic Cancer Risk Assessment, Counseling, and Testing Updated Recommendations of the NSGC (2012) を参考に、一部改変

　遺伝性腫瘍のリスク評価，鑑別について述べます。遺伝性腫瘍には多くの種類があります。その家系で生じている遺伝性疾患を鑑別し，リスクを評価する必要があります。その家系内における発端者と同様のがん・関連がん，発症の年齢，原発がんが複数あるか，両側性のがんがあるか，まれながん，過剰な良性腫瘍があるか，また，人種にも着目します。さらには，身体的特徴の有無についても評価します。

　ある遺伝性腫瘍が疑われた場合，その遺伝性腫瘍に関する情報提供を行います。また，遺伝学的検査を実施した際の病的バリアント検出確率，がん罹患リスク等の情報提供も行います。

　近年，多遺伝子パネル検査の提供も可能となってきています。遺伝性腫瘍が疑われるが一つに絞り込めない場合，一度に多くの遺伝性腫瘍の原因遺伝子について調べたい場合などでは，多遺伝子パネル検査の提供を考慮する場合もあります。この場合は検査対象遺伝子に関する適切な情報提供を適宜行うこととなりますが，本書では詳細は省略します。

10 遺伝カウンセリングの内容③ 遺伝学的検査適応の判断

- **遺伝学的検査実施の要件**
  - ✓ 個人の病歴・家族歴から遺伝性腫瘍が疑われる
  - ✓ 遺伝学的検査が正確に解釈できる
  - ✓ 遺伝学的検査の結果が、患者や近親者の医療上マネジメントに影響を与えることが予想される
  - ✓ 実施することの利益がリスクを上回る
  - ✓ 遺伝に関する情報提供・カウンセリングを提供した上で、自発的な意思に基づく
  - ✓ 本人もしくは法的な代理人が同意を与えた

> ＊がんと診断されていない人で幼少期〜青年期でのスクリーニング・がんリスク低減戦略がない人には、未成年（米国では18歳未満）での検査は提供されない
>   （※FAP, MEN2, VHLなどは未成年でも検査の対象者となる）
> ＊生殖補助医療を望む人もいる…社会的・倫理的な課題への対応が必要

Genetic Cancer Risk Assessment and Counseling: Recommendations of the National Society of Genetic Counselors (2004)
Essential Elements of Genetic Cancer Risk Assessment, Counseling, and Testing Updated Recommendations of the NSGC (2012) を参考に、一部改変

　遺伝学的検査適応の判断について述べます。遺伝学的検査は不適切に提供されるものではありません。

　遺伝学的検査実施の要件としては
- ・個人の病歴・家族歴から遺伝性腫瘍が疑われること
- ・遺伝学的検査の結果が正確に解釈できること
- ・患者や近親者の医療上マネジメントに影響を与えることが予想されること
- ・実施することの利益がリスクを上回ること
- ・遺伝に関する情報提供・カウンセリングを提供した上で，自発的な意思に基づいて検査が行われること
- ・本人もしくは法的な代理人が同意を与えた場合

があります。

　がんと診断されていない人，すなわちがん未発症の人で検査の実施を考えることはありますが，未成年では特に留意が必要です。がんリスクの低減戦略がない場合は，未成年での検査を提供しないことが一般的です。

　一方で，がん未発症の未成年で診断する意義のある疾患もありますので，未成年での検査対象となり得る疾患もあることは心得ておく必要があります。また，遺伝学的検査の過

程が社会的・倫理的課題を含むこともあり，個別のケースに対応する必要が出てくることもあります。

11 遺伝カウンセリングの内容④　遺伝学的検査前の説明・同意の取得

- **遺伝学的検査実施前インフォームドコンセントの内容**
  - ✓ 検査の目的，誰が検査するか
  - ✓ 遺伝子に関する一般的な情報
  - ✓ どのような結果が得られるか
  - ✓ 病的バリアントが認められる確率
  - ✓ 技術的な特徴と検査の感度・特異度・限界
  - ✓ 費用
  - ✓ 遺伝情報による差別の可能性
  - ✓ 心理的側面への影響
  - ✓ 守秘義務
  - ✓ 遺伝学的検査結果をどう利用するか（サーベイランス，リスク低減のための治療など）
  - ✓ 遺伝学的検査を実施しなかった場合の代替手段
  - ✓ 結果開示日の設定（支援者同行推奨。途中中止，開示日遅延もできることを担保）

アンティシパトリー・ガイダンス（Anticipatory Guidance）
ある事柄に対して起こる可能性のあることを専門家が説明し，助言や援助を行うこと
例）遺伝学的検査の結果
「病的バリアントが認められた場合」
「病的バリアントが認められなかった場合」
「病的意義不明のバリアントが認められた場合」
　　　　　自分自身はどう考えるか，どうするか…

Genetic Cancer Risk Assessment and Counseling: Recommendations of the National Society of Genetic Counselors (2004)
Essential Elements of Genetic Cancer Risk Assessment, Counseling, and Testing Updated Recommendations of the NSGC (2012) を参考に，一部改変

遺伝学的検査前の説明・同意取得について述べます。遺伝学的検査実施前には以下のことを確認します。
- ・検査の目的と，誰が検査をするか
- ・遺伝学的検査の対象となる遺伝子に関する一般的な情報
- ・検査の結果，どのような結果が得られるかについて
- ・病的バリアントが認められる確率について
- ・検査の技術的な特徴と検査の感度・特異度・限界
- ・費用

費用については，検査によって保険収載されているもの，全額自己負担となるものなどがあり，検査を受ける方の費用負担についても明確に伝える必要があります。
- ・遺伝情報による差別の可能性

についても触れます。日本では現時点で任意保険や雇用に関連する法規制などはありません。また，法規制などに依存できない課題として，結婚などの社会生活への影響が出る可能性についてもご本人に考えていただく必要があります。

・心理的側面への影響

　についても考えていただく必要があります。過去の研究では，遺伝学的検査結果が長期的な心理的ストレスに影響しないことが統計学的に示されていますが，個別の事例を見ると心理的側面への影響を与えることもあります。検査実施前の説明内容はその他に，

・守秘義務について
・遺伝学的検査結果をどう利用するか
・遺伝学的検査を実施しなかった場合の代替手段
・結果開示日の設定について

　が挙げられます。

　遺伝カウンセリングでは，意思決定支援の過程としてアンティシパトリーガイダンスを行うことがあります。アンティシパトリーガイダンスとは，ある事柄に対して起こる可能性のあることを専門家が説明し，助言や援助を行うことを言います。遺伝学的検査に係るアンティシパトリーガイダンスでは，クライエントが自分自身の状況や遺伝学的検査に関する説明などに関してできる限りの理解を深めた上で，自ら考えることを促します。例えば検査のそれぞれの結果に対して，あらかじめ，いかなる行動を行うのが自らにとってよいかをシミュレーションしていただきます。具体的な例として，「遺伝学的検査の結果，病的バリアントが認められた場合」「病的バリアントが認められなかった場合」「病的意義不明のバリアントが認められた場合」等について，クライエント自身に考えていただく，といったことがあります。

　正しい情報に基づいたアンティシパトリーガイダンスは，クライエントの意思決定支援の一助となります。

12 遺伝カウンセリングの内容⑤　遺伝学的検査の結果の開示

- ● 遺伝学的検査結果開示の要素
  - ✓ 結果開示の前に、質問や懸念があるかどうか尋ねる
  - ✓ わかりやすく翻訳しながら結果を開示
  - ✓ クライエントの応答、結果理解度、心理的影響の評価、情緒的支援
  - ✓ クライエントや家族への医療的・心理的影響をreview
  - ✓ 改めて、遺伝学的検査の感度・特異度・限界について説明する（特に、病的バリアント未検出、VUSの場合）
  - ✓ がんのリスクを再度評価し、ガイドライン／推奨される医療上の管理を提供する（各担当への紹介）
  - ✓ at-risk者を同定し、家族に情報を伝え、教育するためのツールの提供、検診の推奨
  - ✓ 今後の窓口の提供

*未成年血縁者の遺伝学的検査についての話題（子どもにどのように、いつ伝えるのか 多くの場合、成人以降に遺伝学的検査について考える）
*陰性であっても、個人歴や家族歴を考慮し、経験的リスクの数値も使いながら説明

Genetic Cancer Risk Assessment and Counseling: Recommendations of the National Society of Genetic Counselors (2004)
Essential Elements of Genetic Cancer Risk Assessment, Counseling, and Testing Updated Recommendations of the NSGC (2012) を参考に、一部改変

　次に，遺伝学的検査結果を開示する際の留意事項について述べます。遺伝学的検査結果開示の面談には以下のことが含まれます。

　まずは，結果開示の前に，質問や懸念があるかどうか尋ねます。結果開示の希望について再確認もしますが，結果を聞きに訪れているクライエントの気持ちに配慮し，結果開示前に長く話を続けることは好ましくないかもしれません。そして，わかりやすく翻訳しながら結果を開示します。クライエントの応答，結果の理解度，結果を聞いたクライエントの心理的影響の評価，情緒的支援も適宜行います。

　また，クライエントや家族への医療的・心理的影響をレビューし，遺伝学的検査の感度・特異度・限界について説明します。特に，病的バリアントが認められなかった場合，VUSの場合には，検査結果が意味することについて誤解を招かないよう，改めて詳しく説明することになります。がんのリスクを再度評価し，ガイドライン／推奨される医療上の管理を提供します。必要な場合，各担当への紹介も行います。さらには，at risk者を同定し，家族に情報を伝えやすくするためのツールを提供したり，検診の推奨について話します。そして，今後の窓口の提供を保障します。遺伝性腫瘍の場合，生涯にわたる病気発症のリスクをクライエントが抱え続けること，世代をまたいだ影響をもたらすことから，長期的なフォローの体制が必要とされます。

　遺伝学的検査の結果，病的バリアントを保有していることがわかった方に子どもがいた

場合，子どもことが話題に挙がります。未成年の場合は，遺伝性腫瘍の種類によって適切な検査実施時期について相談します。また，子どもにどのように，いつ伝えるのか，についても話し合われます。また，遺伝学的検査の結果，病的バリアントが検出されなかった場合でも，個人の病歴や家族歴を考慮し，経験的リスクの数値も使いながら，個人や家系員のがん罹患リスクについても説明します。

13 遺伝カウンセリングの内容⑥ 心理社会的アセスメント，心理社会的支援

- 遺伝カウンセリング全体を通して、心理社会的評価は重要
  - ✓ クライエント本人の感情的反応：がんの心配、不安、侵入的思考、抑うつ
    怒り、恐れ、罪の意識
  - ✓ クライエントの認知・能力等：自身および家族におけるリスク認知
    インフォームドコンセントを与える能力
    遺伝学的検査へのレディネス、コーピング
  - ✓ クライエントの状況：年齢、教育歴、職業、文化的背景
  - ✓ クライエントを取り巻く状況：家族におけるがんの経験
    社会的ストレス・支援・ネットワーク
    家族内コミュニケーション
- 遺伝学的検査結果を開示した際の反応（言語的反応、非言語的反応）
  - ✓ 陽性の結果は、統計学的には心理的副作用は起こさないことが示されている
  - ✓ 心理的反応は人それぞれ
    - サバイバーズ・ギルト
      家族に病的バリアントが見つかっているのに、自分はそうでなかったときに感じる罪悪感
- 可能であれば、サポートグループの紹介
- 必要な場合、精神科へのリファー

Genetic Cancer Risk Assessment and Counseling: Recommendations of the National Society of Genetic Counselors (2004)
Essential Elements of Genetic Cancer Risk Assessment, Counseling, and Testing Updated Recommendations of the NSGC (2012) を参考に、一部改変

　最後に，心理社会的アセスメント，心理社会的支援について述べます。遺伝カウンセリング全体を通して，心理社会的な評価は重要です。特に，

・クライエント本人の感情的反応
・クライエントの認知・能力
・クライエント本人の状況
・クライエントを取り巻く状況

は，その後のクライエント支援のポイントを見出すヒントとなります。遺伝学的検査結果を開示した際の言語的反応や，表情・しぐさといった非言語的反応に対する心理的支援を行うことで，クライエントの気持ちをよりよく把握することも可能になります。
　結果の受け止めは人それぞれです。病的バリアントが検出されたことで病気に罹りやすい体質が明確となり，将来に対する不安を感じる人もいますが，一方で，病的バリアント

の検出によって不確実性から解放されることから不安が低減する人もいます。病的バリアントが検出されなかった場合，不確実性が残ることに不安を感じる人もいますし，遺伝的な素因がなかったことに安心する人もいます。血縁者診断においては，家族に病的バリアントが見つかっているのに，自分は病的バリアントを持っていないことで「サバイバーズ・ギルト」を抱くことがあります。

また，可能であればサポートグループの紹介，必要であれば精神科へのコンサルテーションも行います。

適切な心理社会的支援は，遺伝性腫瘍という長い付き合いが必要となる疾患を持つクライエントやその家族を支える方法の一つとなります。

文献

1) 日本医学会「医療における遺伝学的検査・診断に関するガイドライン」2011年2月
   http://jams.med.or.jp/guideline/genetics-diagnosis.pdf
2) Trepanier A, et al. Genetic cancer risk assessment and counseling: recommendations of the national society of genetic counselors. J Genet Couns. 2004; 13: 83-114.
3) Riley BD, et al. Essential elements of genetic cancer risk assessment, counseling, and testing: updated recommendations of the National Society of Genetic Counselors. J Genet Couns. 2012; 21: 151-61.

Ⅰ 共通編

第4章
遺伝学的検査

[執筆]

牛尼 美年子

国立がん研究センター研究所基盤的臨床開発研究コアセンター
臨床ゲノム解析部門

[監修]

赤木 究

埼玉県立がんセンター腫瘍診断・予防科 科長兼部長

1 遺伝子関連検査の分類と定義

項目	内容	主な検体	検査／解析項目例
病原体遺伝子検査 （病原体核酸検査）	感染症を引き起こすウイルスや細菌等の病原体の核酸を検出・解析する検査	血漿、血清、血液 骨髄、喀痰、糞便、 尿、体液、固形組織 等	肝炎ウイルス HIV, HPV 等
体細胞遺伝子検査	病変や一部の体細胞のみに認めるゲノム（遺伝子）配列の変化や構造異常を調べる検査	固形腫瘍部位 血液、骨髄 病変が含まれる体液 等	*EGFR* *K-ras* *BRAF* *c-kit* *BCR-ABL1* 等
生殖細胞系列遺伝子検査 （遺伝学的検査）	ゲノム、ミトコンドリア内の生涯変化しない遺伝学的情報の検査： 単一遺伝子疾患検査 多因子疾患検査 ファーマコゲノミクス検査 疾患感受性検査 出生前検査 新生児スクリーニング HLAタイプ検査　等	血液（臍帯血含む） 口腔粘膜 毛髪、爪 皮膚線維芽細胞 羊水細胞 絨毛細胞 等	**遺伝性腫瘍** *(APC, BRCA1/2, MEN1, MLH1, MSH2, TP53, RB1, RET‥)* デュシェンヌ型筋ジストロフィー*(DMD)* 薬物代謝 *(UGT1A1, CYP2D6‥)* 等

参照：「遺伝子関連検査検体品質管理マニュアル」承認文書　平成23年12月
「遺伝子関連検査に関する日本版　ベストプラクティス・ガイドライン」解説版　平成28年3月
特定非営利活動法人．JCCLS日本臨床検査標準協議会．JCCLS遺伝子関連検査標準化専門委員会

　日本臨床検査標準協議会では，「遺伝子検査」を「病原体遺伝子検査」「体細胞遺伝子検査」「遺伝学的検査」の3つに分類・定義し，これらをまとめて「遺伝子関連検査」としています．

　遺伝学的検査は単一遺伝子疾患，多因子疾患，薬物などの効果・副作用，代謝，個人識別等に関わる，ゲノムおよびミトコンドリア内の，原則的に生涯変化しない，その個体が生来的に保有するゲノム情報，すなわち生殖細胞系列の遺伝情報を明らかにする検査です．

2 遺伝性腫瘍における遺伝学的検査の手順

1. 疑われる遺伝性腫瘍の説明

2. 遺伝学的検査の希望の確認、同意取得

3. 採血（正常組織、口腔粘膜などでも可）

4. 遺伝学的検査（検査法や調べる遺伝子数により所要時間が異なる）
　　所要時間：数日から数か月
　　検査法：NGS、サンガーシークエンス、MLPA、FISH、アレイCGH法など

5. 結果開示
　　結果の解釈
　　検診や血縁者診断についても話し合う

　遺伝性腫瘍における遺伝学的検査は，一般的に以下のような手順で進めます。まずは，遺伝性腫瘍の可能性に気づくことから始まります。そのためには，遺伝性腫瘍の臨床的特徴を知っておく必要があります。遺伝性腫瘍の可能性に気づいた場合は，適切なタイミングで本人あるいは適切な家系員に，疑いがある疾患に対して説明を行い，遺伝学的検査についても言及します。

　検査を希望され，同意が得られた場合は，採血して，DNA・RNAを抽出します。検査の方法はいろいろありますが，最も標準的な検査法がシークエンシング法です。結果が得られたら，結果の開示を行いますが，結果の解釈が難しいことも少なくありませんので，慎重な対応が求められます。それではこの手順にそって説明を行います。

3 代表的な遺伝性腫瘍とその原因遺伝子・臨床像

病名	原因遺伝子	遺伝形式	主な腫瘍（推定リスク）その他の罹患しやすい腫瘍等	有病率（日本人と記載以外は海外のデータ）
リンチ症候群	MLH1, MLH2, MSH6, PMS2, (EPCAM)	AD	大腸がん（75歳までに40〜80%）、子宮体がん、卵巣がん、胃がん、小腸がん、腎盂・尿管がんなど	1/300〜400
家族性大腸腺腫症（FAP）	APC	AD	大腸がん（60歳までに90%以上）、胃がん、胃底腺ポリポーシス、十二指腸がん、デスモイド腫瘍	1/17,400（日本人）
MUTYH関連ポリポーシス	MUTYH	AR	大腸がん（35〜50%）	1/20,000〜40,000
ポイツ・ジェガーズ症候群	STK11/LKB1	AD	消化管に過誤腫性ポリープ、乳がん、大腸がんなど	1/200,000
若年性ポリポーシス	BMPR1A, SMAD4	AD	消化管に過誤腫性ポリープ、大腸がん	1/100,000
遺伝性乳がん卵巣がん症候群	BRCA1, BRCA2	AD	乳がん、卵巣がん、前立腺がん、膵がん	1/500〜1,000
リ・フラウメニ症候群	TP53	AD	骨肉腫、軟部肉腫、乳がん、白血病、脳腫瘍、副腎皮質がん など	稀
カウデン症候群	PTEN	AD	乳がん、甲状腺がん、子宮内膜がん、消化管の過誤腫、特徴的な粘膜皮膚病変 など	1/200,000
フォン・ヒッペル・リンドウ病	VHL	AD	小脳・脊髄・網膜の血管芽腫、腎がん、褐色細胞腫、内耳内リンパ嚢胞腺腫、腎・膵・肝・副腎等の囊胞・腫瘍 など	1/36,000
遺伝性網膜芽細胞腫	RB1	AD	網膜芽細胞腫、肉腫	1/13,500〜25,000（遺伝性、非遺伝性含む）
多発性内分泌腫瘍症1型	MEN1	AD	副甲状腺腫、膵消化管神経内分泌系腫瘍、下垂体前葉腺腫、副腎皮質腫瘍、胸腺腫、皮膚結合組織腫瘍 など	1/100,000
多発性内分泌腫瘍症2型	RET	AD	甲状腺髄様がん、副甲状腺腫、褐色細胞腫、粘膜神経腫 など	1/30,000
遺伝性びまん性胃がん	CDH1	AD	胃がん（びまん型）、乳腺小葉がん	不明、稀

（AD：常染色体優性遺伝，AR：常染色体劣性遺伝）

　現在，遺伝性腫瘍の原因となりうる遺伝子は100を超えておりますが，どのような臨床像（表現型）を示すか，明確でないものも多く存在します。表には代表的な遺伝性腫瘍の原因遺伝子，遺伝形式，臨床像を示しています。1つの遺伝性腫瘍に対し複数の原因遺伝子が存在することがあります。これを遺伝的異質性と言います。

　遺伝性腫瘍では一般にがんの若年発症，多発，家族集積性などが見られます。原因遺伝子によっても発症するがんの特徴が異なるので，まずは表現型から原因遺伝子を推測し，遺伝子診断を行います。

4 遺伝学的検査時に提供すべき情報

（医療における遺伝学的・診断に関するガイドラインを参照のこと）
http://jams.med.or.jp/guideline/genetics-diagnosis.html

① 予想される遺伝性腫瘍症候群の概要（自然歴、診断、治療など）と原因遺伝子
② 遺伝形式：遺伝性腫瘍の多くは常染色体優性遺伝、血縁者（子、きょうだいなど）が変異を持つ確率、各種がんの浸透率、新規突然変異率
③ 遺伝学的検査：目的、方法、検査精度や検出率、検査の限界・不確実性、費用
④ 期待される利益、予想される不利益
⑤ 結果が本人や家族にもたらす心理的影響
⑥ 医療保険、生命保険などへの加入、支払いなどへの影響
⑦ 社会的差別への配慮
⑧ 各々の結果に対するがんのリスク、その予防・検診・治療法
⑨ 検査を受けることは本人の自由意思で選択できること。結果開示を拒否することもできること。選択しなかった場合の対応。

　遺伝性腫瘍の診断目的に遺伝学的検査を実施する場合は，2011年2月に日本医学会より出された「医療における遺伝学的検査・診断に関するガイドライン」に留意すべき基本的事項と原則が記載されているので，それらを考慮して行います。個人の遺伝情報を取り扱うので，検査で得られた結果の管理には十分な配慮が必要です。

5 遺伝学的検査を利用する際に注意が必要なこと

◆ 遺伝学的検査結果を利用することの利点
- 遺伝かもしれないという不確実な不安から解放される。
- 病的バリアントが検出された場合(陽性),発症リスクを予測し,早期発見への対応ができる。
- 病的バリアントが検出されない場合(陰性),遺伝性の病気かもしれないという心配や定期的な検査から解放される(血縁者診断の場合)。

◆ 遺伝学的検査を利用するときの留意点
- 病的バリアントが検出された場合(陽性),精神的ショックを受けたり,将来に対する不安を感じたりする。
- 病的バリアントが検出されない場合(陰性)も,遺伝性腫瘍の疑いは残る(発端者診断の場合)。
- 子どもに遺伝したこと,また遺伝しているかもしれないことに対する罪責感。
- 家族の中に遺伝性腫瘍を理解してくれない方がいて,悩むかもしれない。
- 家族や親族に話すべきか迷ってしまうかもしれない。
- 医療保険や生命保険加入,支払いに支障があるかもしれない。
- 就職や昇給,結婚のときに遺伝のことがもとで,うまくいかないかもしれない。
- 遺伝学的検査の結果を子どもにいつ,どのように話すか。

　遺伝学的検査には利点のみでなく留意点もあります。留意する点について適切に対応できることが確認でき,検査する意思が確認できたら,遺伝学的検査を実施します。

6 遺伝性腫瘍が疑われたときに実施する遺伝学的検査

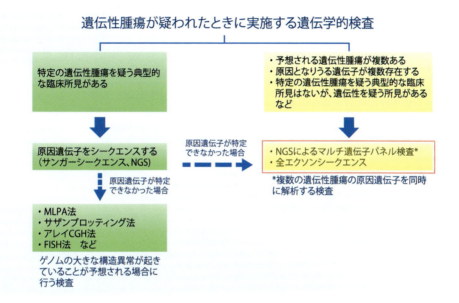

　ここでは，遺伝学的検査の具体的な方法について説明します。
　遺伝子診断では，原因が予測される遺伝子の塩基配列を直接調べることが，最も一般的です。その時に用いる遺伝学的検査の方法としては，従来のサンガーシークエンス法あるいは次世代シークエンサー（NGS）を用いる解析法があります。効率よく結論を導けるように，臨床情報・予測される遺伝子の構造などから手順を検討します。
　特定の遺伝性腫瘍を疑う典型的な臨床所見がある場合は，その原因遺伝子をシークエンスします。原因が確定できなかった場合は，現在のシークエンス法では検出できないようなゲノムの構造異常が起こっている可能性を考え，MLPA法，サザンブロッティング法，アレイCGH法，FISH法などを用いた解析を検討します。また，複数の遺伝子を同時に調べた方が効率がよいと思われる場合は，マルチ遺伝子パネル検査を行うか，全エクソンシークエンスを行います。費用や検査に要する所要時間はそれぞれ異なるので，検査をする前にどのようなアプローチをするか検討が必要です。

7 遺伝学的検査に用いる物質（DNA, RNA, タンパク質）

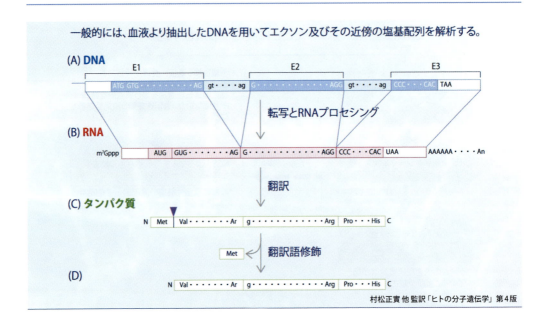

村松正實 他 監訳「ヒトの分子遺伝学」第4版

　遺伝学的検査に用いる物質としては，DNA，RNA，タンパク質がありますが，一般的には，血液中の白血球より抽出したDNAを用いて，シークエンスによりエクソンおよびその近傍の塩基配列を解析します。

　エクソンの数が多い大きな遺伝子などは，RNAを用いて解析すると効率よく結果が得られることが期待できます。しかし，タンパク合成が途中で中断してしまうようなバリアントである場合，RNAが不安定になって分解される機序が働き，目的のRNAを得ることが困難になることがあります。その場合は，タンパク合成を阻害するような薬物を用いて，RNAを安定化した後，抽出します。この方法を用いると，塩基置換や小さな欠失，挿入のみならず，スプライシングの異常や，大きな欠失・重複などを見つけることができます。

8 遺伝学的検査：(1) サンガーシークエンス法

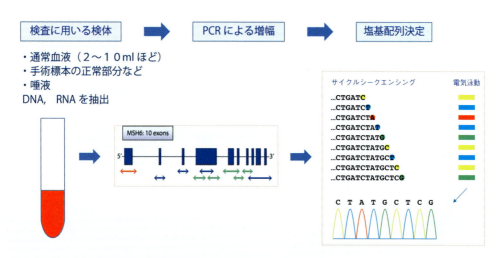

採血してから結果が出るのに、1～数週間程度が必要

　まずは，サンガー法による塩基配列解析法です。

　各エクソンを含む領域をPCRにて増幅し，増幅した領域の塩基配列を，キャピラリーシークエンサーなどを用いて決定します。解析で得られた配列が参照配列と異なっていないかを確認します。参照配列とは，「塩基配列の変化を表記するために基準とした配列」のことを言います。

　また，参照配列と異なる塩基配列を「バリアント」と呼びます。バリアントという言葉に対して，これまで「変異」という表現がしばしば用いられてきました。しかし変異という言葉が，表現型（疾患の発症など）とは関係なく使われることもあれば，疾患の原因となる塩基変化の意味で使用されることもあるため，誤解を生じてしまうことがあります。最近では，塩基配列の変化を表現する用語として，変異の代わりに「バリアント」という言葉を用い，バリアントが疾患に関連しているか・していないかを評価する表現を付加することが推奨されています。バリアントの評価については後述します。

8 遺伝学的検査：（2）NGS法

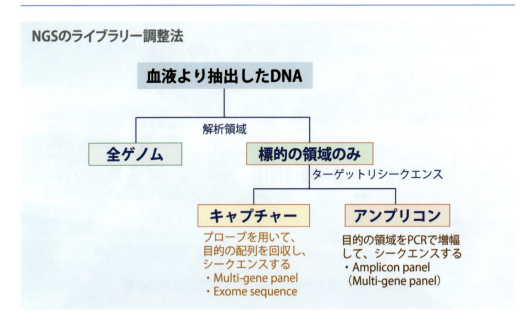

　次に次世代シークエンサー（NGS）を用いた塩基配列解析です。NGSを用いた解析には，全ゲノムを調べる場合と，標的の領域のみを調べる場合があります。後者をターゲットリシークエンスといい，ゲノムDNAから標的の領域を，プローブを用いて回収し，ライブラリーを作製するキャプチャーシークエンスと，標的の領域をゲノムDNAから直接PCR法を用いて増幅してライブラリーを作成するアンプリコンシークエンスがあります。

9 次世代シークエンサーを用いたリシークエンス

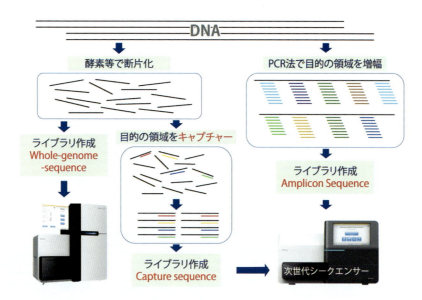

　目的に応じてライブラリーを調整し，シークエンサーで解析を行います。現在のNGSで精度よく調べることができる連続した配列は，せいぜい600塩基程度です。そのためNGSでは検出することが難しいゲノム異常があります。その場合は，他の方法を用いて検査を行います。

10 ゲノム情報単位とおもな遺伝子解析技術

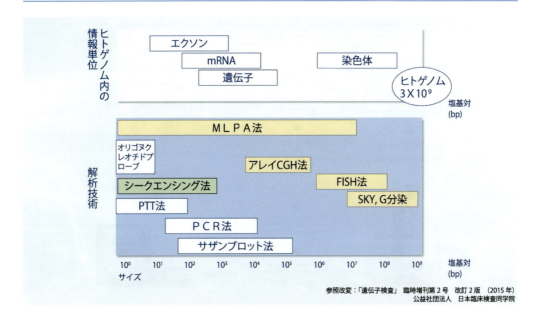

　図はゲノム情報の大きさと各種解析技術による一般的な解析可能な範囲の概要図です。
　疾患の原因となるゲノムの異常は1塩基から染色体レベルの大きな構造変化までさまざまです。シークエンシング法では1塩基ずつゲノム配列を読み取るので，1～数100塩基に起こった変異を見つけることが可能です。シークエンシング法で原因が同定できない場合は，大きな構造異常が起こっている可能性があり，その範囲を探索できる解析技術を用いて調べます。一般的にはアレイCGH法，MLPA法が利用されます。染色体レベルでの数的異常・構造異常を検出するにはFISH法やG分染法が用いられます。遺伝学的検査ではこれらのさまざまな技術を選択，あるいは組み合わせて解析を行います。
　NGSを用いることで全ゲノム配列を断片化して解読をすることが可能となりましたが，現在でも大きな構造異常や複雑な変化を検出するのは難しく，シークエンスのコストの問題，精度の問題，バリアントの解釈，二次的所見／偶発的所見など解決していかなければならない問題も残されています。

11 MLPA法

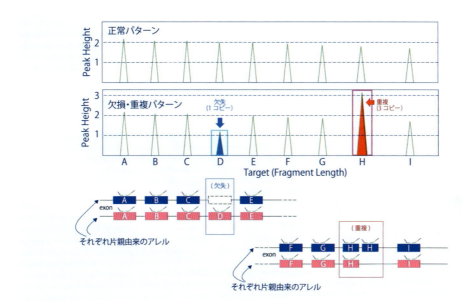

　大きな欠失・重複などコピー数を調べる簡便な方法として，MLPA法があります．本来1細胞中に2コピー存在する遺伝子の一部あるいは全部が1コピーに減っていたり，3コピーに増えていたりすることがあります．MLPA法は，このようなコピー数の変化を検出することができる検査法です．NGSを用いたキャプチャーシークエンスでも，シークエンスした領域のコピー数の変化を予測することができます．

12 染色体検査（*RB1*遺伝子［13q14.2］の例）

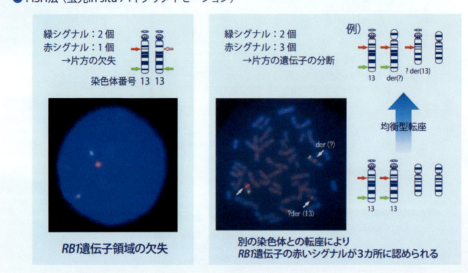

　さらに大規模な構造異常が起こっている場合は，染色体検査が有効です。
　左の図は，緑のコントロールシグナルが2つであるのに対し，標的の領域を示す赤のシグナルは1つしか存在しておらず，*RB1*遺伝子領域が欠失していることがわかります。
　右の図は均衡型転座の例です。*RB1*遺伝子内で染色体が切断し別の染色体との転座が生じた結果，*RB1*遺伝子の赤いシグナルが3カ所に認められます。

13 NGSの出力データから報告書まで

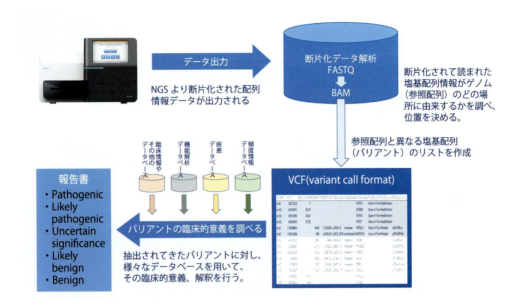

　NGSを用いると，多くのバリアントが見つかってきます。そのため結果を開示する前に，得られたバリアントが疾患の発症に影響しているのか評価を行います。

　NGSから出力されてきたデータはそのままでは使うことができません。NGSから出力されるデータは，小さく断片化された配列情報であり，ゲノムのどの領域に相当するのかがわからないため，まずその読まれた配列の由来を予測し，ゲノム上の位置を確定します。その後，参照配列と異なる配列がバリアントとしてリストアップされます。これがvariant call format（VCF）です。そのバリアントは，臨床的にどのような意義があるのか，既存のさまざまなデータベースを用いて調べます。これらの情報や患者・血縁者の臨床病理学的情報などを総合的に判定して報告書を作成します。

14 バリアントの5段階分類

バリアントの分類	サーベイランス	未発症血縁者の遺伝学的検査	血縁者に対する研究的検査
Pathogenic	ハイリスク群に対するガイドラインに準じて行う。	適応あり	適応外
Likely pathogenic	ハイリスク群に対するガイドラインに準じて行う。	適応あり[a]	適応あり
Uncertain significance	家族歴やその他の危険因子に基づいて行う。	適応外[a]	適応あり
Likely benign	家族歴やその他の危険因子に基づいて行う。調べた原因遺伝子に関しては、病的バリアントなしとして扱う。	適応外[a]	適応あり
Benign	家族歴やその他の危険因子に基づいて行う。調べた原因遺伝子に関しては、病的バリアントなしとして扱う。	適応外[a]	適応外

[a] 但し、その他の利用可能な遺伝子解析方法があれば、発端者の遺伝学的検査を継続する。

　バリアントの評価は，5段階に分類することが一般的です。

　Pathogenic variantは，「病的バリアント」で，疾患発症の原因となりうる変化を意味します。

　Likely pathogenic variantは，「おそらく病的バリアント」で，疾患発症の原因となりうる可能性が高い塩基変化を意味します。Variant of uncertain significance（VUS）は，疾患の発症リスクに関与するのかはっきりしない塩基変化になります。Likely benign variantは「おそらく病的なバリアントではない」の意味であり，疾患発症とは関係ないと考えられる塩基変化を意味します。Benign variantは，疾患発症には関与していないことが明らかである塩基変化を意味します。

　これらの解釈を付けて，報告書が作成されます。公開されているデータベースの情報が常に正しいとは限らないので，自らデータベースや出典の文献より評価をしなければならない場合もあります。

15 遺伝性腫瘍原因遺伝子パネル検査結果報告書

DNA 解析結果

遺伝子	バリアント	バリアントの解釈	hetero/homo
MSH2: NM_000251.2	p. Trp345* (c.1034G>A)	pathogenic	hetero
TP53: NM_000546.5	p. Glu11Gln (c.31G>C)	uncertain significance	hetero

結果コメント

　MSH2 のバリアント c.1034G>A により、MSH2 の 345 番目のコドンがトリプトファンからストップコドンに変わります。そのため、タンパク質の合成が 345 番目で中断します。この変化は、リンチ症候群の原因となり得ます。このバリアントは Clin Var に pathogenic と登録されています。

　TP53 のバリアント c.31G>C により、TP53 の 11 番目のアミノ酸であるグルタミン酸がグルタミンに置き換わりますが、疾患との関連は不明です。このバリアントはデータベース Clin Var に uncertain significance（病的意義不明）、または likely benign（おそらく影響なし）と異なる解釈が登録されています (Clin Var Variation ID: 41723)。

　※結果には原則として日本人におけるアリル頻度が 1% 以下のバリアントのみを示しています。

　報告書の例を示します．報告書には，遺伝子名，参照配列，検出されたバリアント，バリアントの解釈などが記載されています．この報告書では1つは病的バリアント，1つはVUSと判定されています．

16　バリアント評価時の参照サイト例

2018年3月現在

アリル頻度のデータベース

【iJGVD】 integrative Japanese Genome Variation Database (http://ijgvd.megabank.tohoku.ac.jp/)　【日本人DB】	東北大学の3,236人の全ゲノムシークエンスデータとその他のコホート研究
【HGVD】　Human Genetic Variation Database (http://www.genome.med.Kyoto-u.ac.jp/SnpDB/index.html)　【日本人DB】	京都大学の1,208人の全エクソンシークエンスデータと3,248人のコホート研究
【gnomAD】 Genome Aggregation Database (http://gnomad.broadinstitute.org/)	様々な大規模プロジェクトから集約された123,136人の全エクソンシークエンスデータと15,496人の全ゲノムシークエンスデータ

浸透率の高い遺伝性腫瘍の多くは常染色体優性遺伝形式であり、一般集団における発症頻度から、病的バリアントの頻度が1%を超えることはないと予測される。
そのため、日本人のデータベースを用いて、アリル頻度が1%以上のバリアントを除外することで効率よく判定することができる。

2018年3月現在

疾患とバリアントとの関連データベース

名称	特徴
【ClinVar】 (http://www.ncbi.nlm.nih.gov/clinvar/)	NCBIの提供で、バリアントが疾患にたいして病的意義もちうるかどうか、ACMGの5段階で評価されている
【InSiGHT】 International Society for Gastrointestinal Hereditary Tumours (https://www.insight-group.org/)	国際消化管遺伝性腫瘍学会の提供で、リンチ症候群、FAP、HDGC等に関連する遺伝子群のバリアントがInSiGHTの5段階で評価されている
【HGMD】 The Human Gene Mutation Database (http://www.hgmd.cf.ac.uk/ac/index.php)	ヒト遺伝性疾患に関する文献情報からキューレーションされたバリアント情報を網羅的に掲載（無料版と有料版）

疾患関連データベース

【OMIM】 Online Mendelian Inheritance in Man (http://www.omim.org/)	遺伝性疾患（5,199疾患）に関して臨床的特徴と関連する遺伝子（15,853遺伝子）と知見を参考論文とともに掲載
【GeneReviews Japan】 (http://grj.umin.jp/)　日本語版	遺伝性疾患（702疾患）に関して臨床的特徴と関連する遺伝子、遺伝学的検査、遺伝カウンセリング等の情報を掲載

　浸透率の高い遺伝性腫瘍の多くは常染色体遺伝性疾患であり一般集団における発症頻度から，病的バリアントであれば，その頻度が1%を超えることはないと予測されます。したがって日本人のデータベースにおけるバリアントの頻度情報により，検出されたバリアントの一般集団におけるアリル頻度が1%以上であれば，通常，病的バリアントではないと考えられます。この作業により多くのバリアントが病的でないとして除外することができます。

1,000人以上の日本人ゲノムデータベースとして，東北メディカルメガバンクのiJGVDや，京都大学のHGVDが利用されます。

その他，疾患とバリアントのデータベースや遺伝性疾患に関する情報サイトなどを用いて総合的にバリアントの解釈を行います。

17 遺伝学的検査の結果解釈

① 「病的バリアントあり（Pathogenic variant）」の場合に注意すべきこと
　　同定されたバリアントが病的であれば、確定診断となる。しかしながら、「病的バリアントあり（Pathogenic variant）」という結果でも、必ずがんを発症するとは限らないこと 不完全浸透。

② 「病的バリアントなし」の場合に注意すべきこと
　a. 家系内の病的バリアントが同定されている場合 True Negative
　　　血縁者に同じ病的バリアントを認めなければ、該当する遺伝性疾患はほぼ否定できる。
　　　ただし、一般集団と同じ発がんリスクは有している。
　b. 家系内に病的バリアントが同定されていない場合 Uninformative Negative
　　　発端者検査などがこのケースに当たる。
　　　遺伝学的検査で明らかな病的バリアントを認めない場合でも、慎重に判断すべきである。
　　　検査法によっては、検出できないようなゲノムの変化が起こっている可能性も残る。
　　　また、未知の原因遺伝子が存在する可能性もあり、該当疾患を否定できない。

③ 「疾患への影響が分からない遺伝子変化 Variant of Uncertain Significance；VUS 」が検出された場合
　　疾患発症との因果関係が不明なバリアントを検出することがある。VUSは患者さんが誤って解釈することがあるため、VUSに対しどのように認識しているか確認するなど対応が求められる。
　　また、最新のデータベース等でVUSを定期的にアップデートする必要がある。

また，遺伝学的検査結果の解釈の仕方を正しく患者・家族に伝えることが大変重要です。

同定されたバリアントが病的であれば，確定診断となります。しかし「病的バリアント」という結果でも，全員ががんを発症するとは限りません。これを不完全浸透と言います。遺伝子やバリアントの種類によって発症率が異なることがあります。

一方，「病的バリアントなし」には2つの異なるケースがあるため，注意が必要です。一つは家系内の病的バリアントが同定されている場合，血縁者に同じ病的バリアントを認めなければ，該当する遺伝性疾患ではないと判断されます（True Negative）。ただし，一般集団と同じ発がんリスクは存在することになります。

もう一つは家系内で最初に遺伝学的検査が行われた時に病的バリアントが見つからなかった場合です（Uninformative Negative）。この場合，検査に用いた解析法によっては，検出できないようなゲノムの変化が起こっている可能性や，未知の原因遺伝子が存在する可能性などもあり，該当疾患を否定できません。臨床的に遺伝性腫瘍の疑いが残る場合は，別の検査法を検討するなど，慎重な対応が求められます。

さらには「疾患への影響が分からない遺伝子変化」が検出される場合もあります。これをVariants of Uncertain Significanceと言い，よく略してVUSと呼ばれています。VUSは患者さんが誤って解釈することもあるため，どのように認識しているか定期的に確認することが必要なこともあります。また，医療者側も最新のデータベースなどにより検出されたバリアントの意義を定期的に確認する必要があります。

　このように遺伝学的検査の結果に誤解が生じないように的確な説明を提供しなければなりません。

文　献

1) JCCLS日本臨床検査標準協議会 JCCLS遺伝子関連検査標準化専門委員会．遺伝子関連検査検体品質管理マニュアル Approved Guideline（承認文書）平成23年12月．日本臨床検査標準協議会．2011．
2) JCCLS日本臨床検査標準協議会 JCCLS遺伝子関連検査標準化専門委員会．遺伝子関連検査に関する日本版ベストプラクティス・ガイドライン解説版．日本臨床検査標準協議会．2016．
3) 日本医学会「医療における遺伝学的検査・診断に関するガイドライン」2011年2月
　　http://jams.med.or.jp/guideline/genetics-diagnosis.html
4) 村松正實 他，監修，村松正實 他，監訳．ヒトの分子遺伝学第4版．メディカル・サイエンス・インターナショナル．2011．
5) 宮地勇人 監修．遺伝子検査 臨時増刊第2号改訂2版．日本臨床検査同学院．2015．

II 疾患編

第5章
遺伝性乳がん卵巣がん症候群
BRCA1 - and *BRCA2* - associated hereditary breast and ovarian cancer (HBOC)

[執筆]

矢形　寛
埼玉医科大学総合医療センターブレストケア科 教授

[監修]

吉田　輝彦
国立がん研究センター中央病院遺伝子診療部門長

平田　真
国立がん研究センター中央病院遺伝子診療部門

1 乳がん，卵巣がんの発症に関わる遺伝子

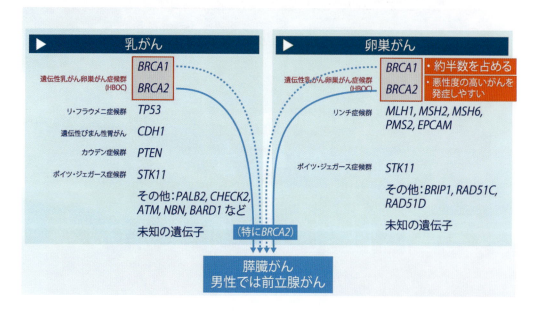

　一般にがんの約10％は遺伝と関連していますが，乳がん，卵巣がんでも約10％が遺伝性だと言われています。その中の約半数を占めるのがBRCA1，BRCA2の生殖細胞系列の病的バリアントが原因である，遺伝性乳がん卵巣がん症候群（HBOC）であると考えられています。

　BRCA1，またはBRCA2の生殖細胞系列に病的バリアントがあると，乳がん卵巣がんを高率に発症するだけではなく，悪性度の高いがんを発症しやすいという特徴があります。また特にBRCA2においては膵臓がんや，男性では悪性度の高い前立腺がんを発症しやすいということも知られています。

　現在BRCA1，BRCA2以外にもさまざまな遺伝子が乳がん卵巣がんの発症に関わることが知られています。そのため多数の遺伝子を一度に解析する遺伝子パネルによって検査を行うようになってきています。

2 BRCA1/2

DNA損傷修復や転写制御に関わる遺伝子　がん抑制遺伝子

▶ BRCA1　17q21
　約81kb
　24個のExon
　1863個のアミノ酸 → 分子量220kDaの核内巨大タンパク質

▶ BRCA2　13q13.1
　約84kb
　27個のExon
　3418個のアミノ酸 → 分子量384kDaの核内巨大タンパク質

遺伝性乳がん卵巣がん症候群 … 常染色体優性遺伝
欧米では先行研究多数あり → 本邦でも臨床研究実施

　ここではBRCA1/2について説明します。
　BRCA1/2はDNA損傷修復や転写制御に関わる遺伝子で，がん抑制遺伝子と呼ばれています。BRCA1は17番染色体長腕に位置し，BRCA2は13番染色体長腕に位置しています。いずれも核内巨大タンパク質をコードしています。これらの遺伝子の病的バリアントによって特徴づけられる乳がん卵巣がんの症候群が，遺伝性乳がん卵巣がん症候群であり，常染色体優性遺伝形式をとります。
　BRCA1，BRCA2の遺伝子の病的バリアント保有率について欧米ではすでに研究がなされていました。そこで本邦においても多施設共同臨床研究を行いました。

3 *BRCA1*, *BRCA2*遺伝子の病的バリアント保有率

日本人における臨床研究結果とMYRIAD社の非ユダヤ人*データの比較

本人病歴 \ 家族病歴	乳がん（50≦）＋卵巣がんなし	乳がん（<50）＋卵巣がんなし	乳がん（50≦）＋卵巣がんあり	乳がん（<50）＋卵巣がんあり	乳がんなし＋卵巣がんなし
乳がん（50≦）乳がん（<50）卵巣がん	16.7%（7.7%）	28.0%（21.3%）			
乳がん＋卵巣がん	N/A（19.2%）	71.4%（48.6%）			
男性乳がん		20.0%（N/A）			

全体 27.2%（34/125）
（20.3%）　選択バイアスを考慮

＊アシュケナージ系ユダヤ人は、高い頻度（40人に1人）で創始者効果による3つの変異のうちの1つを有している

Sugano K, et al. Cancer Sci 2008; 99:1967-1976

　日本人における臨床研究の結果と，米国MYRIAD社の非ユダヤ人データの比較です。縦軸が本人の病歴，横軸が血縁者の病歴を表しています。図中の青字が日本人，赤字が非ユダヤ人のデータです。なお，アシュケナージ系のユダヤ人は，40人に1人と高い頻度で*BRCA1/2*の病的バリアントをもつことが知られています。MYRIAD社のデータでは「非ユダヤ人」が対象となっているのはこのためです。また第1度，または第2度近親に，乳がんまたは卵巣がんと診断された方が1人以上いる場合に「家族歴あり」とみなしています。いずれのグループにおいても，日本人を対象にした臨床研究の方での病的バリアントの保有率が高いことが示されました。全体として病的バリアント保有率は日本人では27.2％，MYRIAD社のデータでは20.3％という結果でした。

　このデータは，日本人における臨床研究では特に家族歴が濃厚な方を選び出しているという点で選択バイアスを考慮しなければなりません。しかしながら日本人においても欧米と劣らない頻度で*BRCA1*または*BRCA2*の病的バリアントが存在することがわかったと言えます。

4 本邦乳がん患者における遺伝性乳がん関連遺伝子の大規模解析

(バイオバンク・ジャパン保管試料を用いた研究)

乳がんに罹患したことがある人 / 解析検体収集時点で、がんに罹患したことがなく、かつ、第二度近親以内にがん家族歴がないと報告した人

遺伝子	病的バリアントの保有者 (割合)		P値	オッズ比	(95%信頼区間)
	罹患群 (7,051人)	対照群 (11,241人)			
BRCA2	191 (2.71%)	19 (0.17%)	9.87×10^{-58}	16.4	(10.2-28.0)
BRCA1	102 (1.45%)	5 (0.04%)	5.71×10^{-36}	33.0	(13.7-103.8)
PALB2	28 (0.40%)	5 (0.04%)	5.79×10^{-8}	9.0	(3.4-29.7)
TP53	16 (0.23%)	3 (0.03%)	5.93×10^{-5}	8.5	(2.4-45.6)
PTEN	11 (0.16%)	1 (0.01%)	2.16×10^{-4}	17.6	(2.6-753.3)
CHEK2	26 (0.37%)	13 (0.12%)	4.31×10^{-4}	3.2	(1.6-6.8)
NF1	8 (0.11%)	0 (0.00%)	4.86×10^{-4}	Inf	(2.7-Inf)
ATM	22 (0.31%)	17 (0.15%)	0.031	2.1	(1.0-4.1)
CDH1	2 (0.03%)	0 (0.00%)	0.149	Inf	(0.3-Inf)
NBN	1 (0.01%)	3 (0.03%)	1	0.5	(0.0-6.6)
STK11	0 (0.00%)	1 (0.01%)	1	0.0	(0.0-62.1)
合計	404 (5.73%)	67 (0.60%)	2.87×10^{-102}	10.1	(7.8-13.4)

罹患群 4.16%　対照群 0.21%

Momozawa Y et al. Nat Commun. 2018 9(1):4083

　2018年には，バイオバンク・ジャパンに登録された日本人乳がん患者における遺伝性乳がんに関連する11遺伝子の大規模解析の結果が発表されました．解析対象者は7,051人の乳がん罹患群と，11,241人のがん罹患歴およびがん家族歴のない対象群です．

　乳がん罹患群の解析では，4.16％の人に*BRCA1/2*のいずれかに病的バリアントが認められました．一方，対照群では0.21％の人が*BRCA1/2*のいずれかに病的バリアントを保有していました．

　また，この解析結果から，講義冒頭に示した*BRCA1/2*以外の遺伝性乳がん関連遺伝子にも病的バリアントが認められていることがわかります．遺伝性乳がんの診療には*BRCA1/2*以外の遺伝子も意識しておく必要があります．

5 乳がん発症リスク

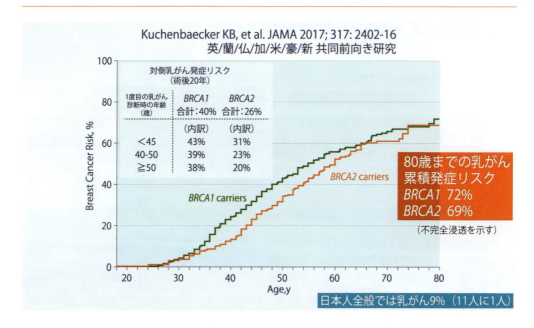

　このグラフは欧米での多施設共同前向き研究の結果を示しています。日本における乳がんの生涯発症リスクは一般には約9％ですが，欧米人ではBRCA1またはBRCA2の病的バリアントがある場合，80歳までに72％（BRCA1），69％（BRCA2）と非常に高率に発症することがわかりました。BRCA1またはBRCA2の病的バリアントをもっていても，必ずがんを発症するわけではありません。これを不完全浸透と呼びます。

　片側乳がんになった方の術後20年間を観察する中で，対側乳がんを発症するリスクは，BRCA1では40％，BRCA2では26％であり，対側乳がん発症リスクも高いことがわかりました。また，術後20年以降も対側乳がんの発症リスクは上昇していくため，注意が必要です。なお1度目の乳がん診断時の年齢が若いほど対側乳がん発症リスクは高くなります。

6 卵巣がん発症リスク

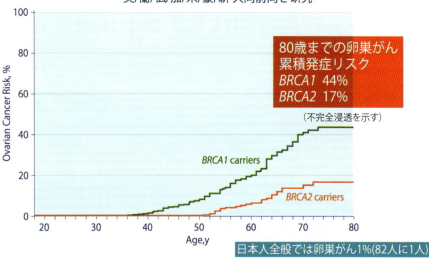

一方，卵巣がんの生涯発症リスクは約1％と言われていますが，*BRCA1* または *BRCA2* の病的バリアントがあると，80歳までにそれぞれ44％（*BRCA1*），17％（*BRCA2*）と非常に高率に卵巣がんを発症します。

7 *BRCA1/2* 遺伝学的検査基準（NCCNガイドラインより）

1) 近親者は，一方の家系の第一度〜第三度近親者を含む
2) GS=Gleason score（グリソンスコア）
3) 卵管がん・腹膜がんを含み，上皮性で非粘液性のものを示す
4) 生化学的再発ではなく，生検や放射線画像によって診断されたものを示す

- ✓ 家系員に *BRCA1/2* の病的バリアントが認められている場合
- ✓ 本人が乳がん（DCIS含む）で
  - ◆ 診断時≦45歳
  - ◆ 診断時46〜50歳で，さらに以下の条件を満たす
    - 原発性乳がん（年齢不問）
    - 近親者[1] 1名以上に乳がんor前立腺がん（GS[2]≧7）
    - 家族歴の詳細不明
  - ◆ 診断時≦60歳でトリプルネガティブ乳がん
  - ◆ 診断年齢問わず，近親者1名以上に≦50歳乳がんor卵巣がん[3]or男性乳がん or転移性前立腺がん[4]or膵がん
    - 本人＋近親者内で，さらに2つ以上の乳がん
- ✓ 本人が卵巣がん[3]or男性乳がんor膵がんor転移性前立腺がん[4]
- ✓ 本人が前立腺がん（GS[2]≧7）で
  - ◆ 近親者1名以上に卵巣がん[3]or膵がんor転移性前立腺がん[4]（以上年齢不問）or≦50歳乳がん
  - ◆ 近親者2名以上に乳がん（年齢不問）or前立腺がん（Grade不問）
- ✓ 腫瘍組織（部位不問）から *BRCA1/2* の病的バリアントが検出された場合
- ✓ 家族歴に関係なく *BRCA* 関連がんに罹患し，標的治療のための遺伝学的検査が有用と思われる
- ✓ 本人は上記基準を満たさないが，家系員が上記基準を満たす場合（未発症の個人に検査を実施する場合，検査結果の解釈には限界があることに注意が必要）

NCCN ver3. 2019より一部改変

この表はNCCNガイドライン（2019 ver.3）を改変したもので，*BRCA1/2*の遺伝学的検査を行う基準を示しています（詳細はNCCNガイドラインを参照）。日本人は，乳がんの平均発症年齢が低めであることには留意が必要かもしれません。

8　*BRCA1/2* 病的バリアント保有者の対策

- 通常の検診とは考え方を変える必要がある
- 卵巣がんは検診を行なっても死亡率を下げる事はできない

【推奨グレード】
B: 科学的根拠があり，実践するよう推奨する
C1: 十分な科学的根拠はないが，細心の注意のもと行うことを考慮してもよい
C2: 科学的根拠は十分とはいえず，実践することは基本的に勧められない

【推奨の強さ（乳癌診療ガイドライン2018年版の推奨グレード）】
1: 行うことを強く推奨する（A）
2: 行うことを弱く推奨する（B, C1）
3: 行わないことを弱く推奨する（C2）

		遺伝性乳癌卵巣癌症候群診療の手引き（2017年版）	乳癌診療ガイドライン（2015年版）	乳癌診療ガイドライン（2018年版）	卵巣がん治療ガイドライン（2015年版）
BRCA1/2病的バリアント保有者に特化した検診	年1回の乳房MRI	B	B	-	-
	定期的な経腟超音波検査＋腫瘍マーカー（CA125）	C1	C1	-	-
	男性の前立腺がんサーベイランス[1]	C1	-	-	-
リスク低減手術	リスク低減卵管卵巣摘出術（RRSO[2]）	B	B	1	B
	乳がん既発症者の対側リスク低減乳房切除術（CRRM[3]）	C1[5]	C1[5]	1	
	乳がん未発症者の両側リスク低減乳房切除術（BRRM[4]）			2	
化学予防	未発症者のタモキシフェンによる乳がん発症予防	C2		3	
	BRCA1/2病的バリアント保有者における予防的内分泌療法	-	C1		
	経口避妊薬による卵巣がん発症予防	C1	-	-	
膵臓がん		・早期発見のための有効な検診は確立されていない ・家族歴に応じて考える			

1) 前立腺がんリスクは*BRCA1*＜*BRCA2*　2) RRSO: risk reducing salpingo oophorectomy　3) CRRM: contralateral risk reducing mastectomy
4) BRRM: bilateral risk reducing mastectomy　5) CRRM, BRRMともにC1

　*BRCA1*または*BRCA2*の病的バリアントがある場合，通常の検診とは考え方を大きく変える必要がある，ということが重要なポイントです。
　乳房においては年1回の乳房MRIが推奨されており，ドイツの臨床試験からは半年毎の乳房超音波検査が適切であると考えられています。また卵巣がんに対しては定期的な経腟超音波検査と腫瘍マーカー CA125の検査が，オプションとして存在しています。検査間隔として，2014年までのNCCNガイドラインには半年毎と記載されていましたが，現在では頻度は明記されていません。*BRCA2*に病的バリアントをもつ男性では45歳からPSA検査と直腸診が考慮されます。
　しかしながら卵巣がんは早期発見が難しく，死亡率を下げるための適切な検診方法がありません。すなわち，多くが3期から4期の進行がんで発見され，死亡率も高いことが問題となります。そこで新たな選択肢としてリスク低減手術が行われるようになっており，各種ガイドラインにおいて卵巣がんに対するリスク低減卵管卵巣摘出術（RRSO）が推奨されています。乳がんに対するリスク低減乳房切除術（RRM）もオプションとして考えられています。最新の乳がん診療ガイドライン2018年版では，乳癌既発症者の対側乳房リスク低減切除術（CRRM）が「行うことを強く推奨する」となりました。2018年版乳

がん診療ガイドラインでは，記載された内容の情報が患者に正しく伝えられていることを前提とし，個々の患者の価値観を尊重すべきとしています。これらのリスク低減手術は最も確実性の高い方法であり，卵巣がんのみならず，乳がんの発生も減少することがわかっています。ただし，100％予防できるわけではないことも考えておく必要があります。

また薬の服用によるがんの発症予防としてハイリスク女性においてタモキシフェンやラロキシフェンが乳がんの発症リスクを減らすことが示されています。しかしBRCA1/2病的バリアント保有者においてはその効果は限定的です。また，経口避妊薬は卵巣がんの発症リスクを減らすことがわかっています。残念ながら膵がんの早期発見のための有効な検診は確立されておらず，家族歴に応じて考えると記載されています。

9 サーベイランス—乳房MRIの意義

▶ **イタリアの前向き／非盲検／多施設共同／非ランダム化比較試験**

BRCA1/2病的バリアントまたは家族歴濃厚501名
乳がん 52名
画像発見　49名　中間期 3名　→　pT1c, pN0, G3
感度　MRI 91％ ／ MMG 50％ ／ US 52％ ／ MMG+US 63％

Sardanelli F, et al. Invest Radiol. 2011; 46: 94-105

▶ **ドイツの前向きコホート研究**

BRCA1 133名，BRCA2 88名
1年毎 MMG / MRI　半年毎 US
　BRCA1 19名, 21腫瘍 ／ BRCA2 6名, 6腫瘍
感度　US 81％ / MMG 27％ / MRI 100％　（80％はdense breast）
3腫瘍（11.1％）　半年のUSで発見

Bosse K, et al. Arch Gynecol Obstet. 2014; 289: 663-670

サーベイランスとしての乳房MRIの意義について2つの報告を紹介します。

まずはイタリアの前向き／非盲検／多施設共同／非ランダム化比較試験です。BRCA1/2の病的バリアントをもつ，または家族歴濃厚501名の方に視触診・マンモグラフィ・超音波検査・MRIを組み合わせてスクリーニングを行ったところ，52名の方から乳がんが発見されました。そのうち画像発見が49名で，中間期に発見されたのは3名でした。中間期に発見された3名はいずれも2cm以下でN=0，Grade 3でした。感度はMRIが91％であったのに対して，マンモグラフィは50％，超音波検査は52％，マンモグラフィと超音波検査を合わせても63％でした。

またドイツの前向きコホート研究ではBRCA1・133名，BRCA2・88名の方が対象とな

っており，1年毎にマンモグラフィとMRI，半年毎に超音波検査を加えています。*BRCA1*では19名21腫瘍，*BRCA2*では6名6腫瘍が発見されました。感度は超音波検査が81％，マンモグラフィが27％，MRIが100％でした。なお80％が高濃度乳房でした。MRIの有用性に加え，この研究のもう一つの大きな特徴は3腫瘍11.1％が半年の超音波検査で発見されたということです。1年毎のMRIの間で行われる半年毎の超音波検査が有用であることがわかります。

10　リスク低減手術の生存率への影響

- ▶ Domchek SM, et al. JAMA 2010 (prospective study) 米, 英, 蘭
  RRSOは乳がんまたは卵巣がんによる死亡率を低下（RRSO時点で乳がん既往のある者を含む）
- ▶ Evans DGR, et al. Breast Cancer Research and Treatment 2013 (prospective study) 英
  乳がん患者においてCRRMとRRSOは同程度に予後を改善
- ▶ Heemskerk-Gerritsen BA, et al. Int J Cancer 2015 (prospective study) 蘭
  乳がん患者においてCRRMは全生存率を改善（RRSO実施有無調整後）
- ▶ Finch AP, et al. Clin Oncol 2014 (prospective study) 加を含む7ヶ国
  RRSOは70歳までの全死亡率を減少
- ▶ Metcalfe K, et al. BMJ 2014 (retrospective study) 加　Propensity score
  乳がん患者においてCRRMにより20年で100名中21名の命が救われる（統計学的予測値）
- ▶ Metcalfe K, et al. JAMA Oncol 2015 (retrospective study) 加
  乳がん患者においてRRSOは*BRCA1*病的バリアント保有者の乳がん死を減少

　遺伝性乳がん卵巣がん症候群（HBOC）患者における，リスク低減手術の生存率への影響を示した報告を紹介します。

　2010年のJAMAの論文によれば，RRSOは乳がんまたは卵巣がんによる死亡率を低下させました。2013年のBreast Cancer Research and Treatmentでは乳がん患者においてCRRMとRRSOは同程度に予後を改善することを示しています。2015年のInternational Journal of Cancerは，乳がん患者におけるCRRMが，RRSO実施有無で調整しても全生存率を改善することを示しました。2014年のClinical OncologyによればRRSOによって70歳までの全死亡率が減少するということでした。

　また以下の2つはレトロスペクティブスタディですが，2014年のBMJ (British Medical Journal) によれば，乳がん患者においてCRRMにより20年で100名中21名の命が救われました。2015年のJAMA Oncologyでは*BRCA1*病的バリアントをもつ乳がん患者において，RRSOは乳がん死を減少することが示されました。このようにリスク低減手術の生存

率を示す論文が複数出てきています。

11 PARP阻害薬による合成致死誘導

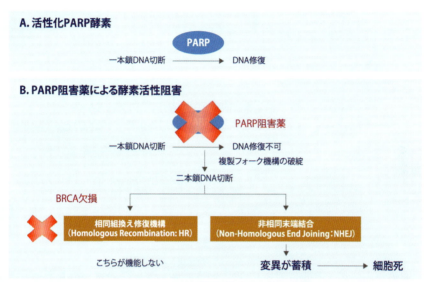

Walsh CS. Gynecol Oncol 2015 より改変

　*BRCA*の欠損した細胞ではPARP阻害薬が合成致死を誘導することが知られています。この作用機序を説明します。

　通常，細胞における一本鎖DNA切断は，PARP（Poly ADP-ribose polymerase）という酵素によって修復されます。何らかの原因でPARPが機能しない場合でも，二本鎖DNA切断を修復する相同組換え修復機構（Homologous Recombination: HR）により修復されます。その際*BRCA1/2*遺伝子が重要な役割を果たします。PARP阻害薬を用いると一本鎖DNA修復ができなくなり，さらに*BRCA*が欠損した細胞では二本鎖DNA修復機構も働きません。この場合，二本鎖切断が持続されるか，または非相同末端結合（Non-Homologous End Joining: NHEJ）などエラーの多い修復機構が働くため，DNAの変異が蓄積して細胞死に至ります。

　このPARP阻害薬を用いた臨床試験で，非常によい結果が示されました。データを次に示します。

12 SOLO2/ENGOT-Ov21

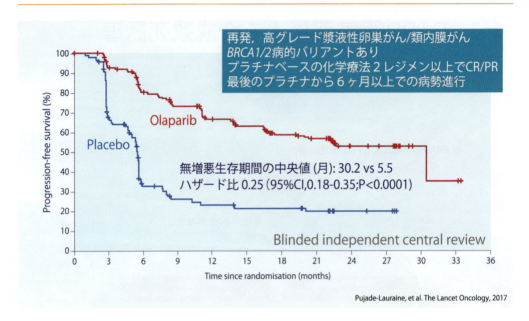

　一つは卵巣がんに対する報告でSOLO2という試験です。この試験の対象は，再発，高グレードの漿液性卵巣がん／類内膜がんを発症し，*BRCA1/2*の病的バリアントをもっている方のうち，プラチナベースの化学療法2レジメン以上で完全奏効，または部分奏効を示した方です。最後のプラチナベースの化学療法から6カ月以上での病勢進行の方に対して，PARP阻害薬であるオラパリブ投与群とプラセボ投与群との比較を行いました。その結果，無増悪生存期間の中央値で，オラパリブ群で30.2カ月，プラセボ群で5.5カ月と明らかな有意差を認めました。

　また，SOLO2に先行する臨床試験では*BRCA1/2*の病的バリアントの有無に関わらず，プラチナ感受性再発卵巣がんに対するオラパリブの有意な効果が示されました。

13 OlympiAD試験（Phase III）

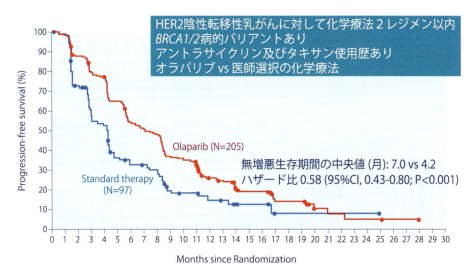

Robson M, et al. NEJM2017

　また，OlympiAD試験では，HER2陰性転移性乳がんに対して，化学療法2レジメン以内で，*BRCA1/2*に病的バリアントを認め，アントラサイクリンおよびタキサン使用歴がある方を対象に，オラパリブと医師選択の化学療法のランダム化比較試験が行われました。無増悪生存期間の中央地は7.0カ月と4.2カ月でオラパリブ投与群の方が有意に優れていることが示されました。

　これらの結果から，まずはプラチナ感受性再発卵巣がんの維持療法として，2018年1月にオラパリブが保険適用となりました（表）。ここでの適用は*BRCA1/2*病的バリアントの有無は問わないこととなっています。また，卵巣がん一次治療後の維持療法に関しては，今後の保険適用拡大に向けた動きがあります。

表 本邦におけるOlaparibの承認状況

一般名 （薬剤名）		適応	承認時期
オラパリブ （リムパーザ®錠）	卵巣がん	白金系抗悪性腫瘍剤感受性の再発卵巣がんにおける維持療法 【*BRCA*遺伝子変異の有無を問わない】	2018年1月19日
	乳がん	がん化学療法歴のある*BRCA*遺伝子変異陽性かつHER2陰性の手術不能又は再発乳がん （コンパニオン診断プログラム「BRACAnalysis診断システム」）	2018年7月2日 （2018年6月1日）

2019年2月25日現在

また，2018年7月には，がん化学療法歴のある*BRCA*遺伝子変異陽性かつHER2陰性の手術不能，または再発乳がんへの適用が追加されました。同時期にオラパリブ適応判定を補助するためのコンパニオン診断プログラム，BRACAnalysis診断システムの保険適用も承認されています。

文 献

1) Sugano K, et al. Cross-sectional analysis of germline BRCA1 and BRCA2 mutations in Japanese patients suspected to have hereditary breast/ovarian cancer. Cancer Sci. 2008; 99: 1967–76.
2) Momozawa Y, et al. Germline pathogenic variants of 11 breast cancer genes in 7,051 Japanese patients and 11,241 controls. Nat Commun.2018; 9: 4083.
3) Kuchenbaecker KB, et al. Risks of Breast, Ovarian, and Contralateral Breast Cancer for BRCA1 and BRCA2 Mutation Carriers. JAMA. 2017; 317: 2402-16.
4) National Comprehensive Cancer Network. NCCN clinical practice guidelines in oncology (NCCN Guidelines®) genetic/ familial high-risk assessment: breast and ovarian, version 3. 2019.
5) 厚生労働科学研究がん対策推進総合研究事業研究班編．遺伝性乳癌卵巣癌症候群（HBOC）診療の手引き2017年版．金原出版．2017.
6) 日本乳癌学会編．乳癌診療ガイドライン2 疫学・診断編，2015年版．金原出版．2015.
7) 日本乳癌学会編．乳癌診療ガイドライン2 疫学・診断編，2018年版．金原出版．2018.
8) 日本婦人科腫瘍学会編．卵巣がん治療ガイドライン，2015年版．金原出版．2015.
9) Sardanelli F, et al. Multicenter surveillance of women at high genetic breast cancer risk using mammography, ultrasonography, and contrast-enhanced magnetic resonance imaging (the high breast cancer risk italian 1 study): final results. Invest Radiol 2011; 46: 94-105.
10) Bosse K, et al. Supplemental screening ultrasound increases cancer detection yield in BRCA1 and BRCA2 mutation carriers. Arch Gynecol Obstet. 2014; 289: 663-70.
11) Domchek SM, et al. Association of risk-reducing surgery in BRCA1 or BRCA2 mutation carriers with cancer risk and mortality. JAMA. 2010; 304: 967-75.
12) Evans DG, et al. Contralateral mastectomy improves survival in women with BRCA1/2-associated breast cancer. Breast Cancer Res Treat. 2013; 140: 135-42.
13) Heemskerk-Gerritsen BA, et al. Improved overall survival after contralateral risk-reducing mastectomy in BRCA1/2 mutation carriers with a history of unilateral breast cancer: a prospective analysis. Int J Cancer. 2015; 136: 668-77.
14) Finch AP, et al. Impact of oophorectomy on cancer incidence and mortality in women with a BRCA1 or BRCA2 mutation. J Clin Oncol. 2014; 32: 1547-53.
15) Metcalfe K, et al. Contralateral mastectomy and survival after breast cancer in carriers of BRCA1 and BRCA2 mutations: retrospective analysis. BMJ. 2014 Feb 11; 348: g226.
16) Metcalfe K, et al. Effect of oophorectomy on survival after breast cancer in BRCA1 and BRCA2 Mutation Carriers. JAMA Oncol. 2015; 1: 306-13.
17) Walsh CS. Two decades beyond BRCA1/2: Homologous recombination, hereditary cancer risk and a target for ovarian cancer therapy. Gynecol Oncol. 2015; 137: 343-50.
18) Pujade-Lauraine E, et al. Olaparib tablets as maintenance therapy in patients with platinum-sensitive, relapsed ovarian cancer and a BRCA1/2 mutation (SOLO2/ENGOT-Ov21): a double-blind, randomised, placebo-controlled, phase 3 trial. Lancet Oncol. 2017; 18: 1274-84.

19) Robson M, et al. Olaparib for metastatic breast cancer in patients with a germline BRCA Mutation. N Engl J Med. 2017; 377: 523-33.

Ⅱ 疾患編

第6章
リンチ症候群
Lynch syndrome
(LS)

[執筆]

田中屋　宏爾
国立病院機構岩国医療センター 統括診療部長，外科医長

[監修]

冨田　尚裕
兵庫医科大学病院下部消化管外科 主任教授/診療部長

1 遺伝性大腸がん

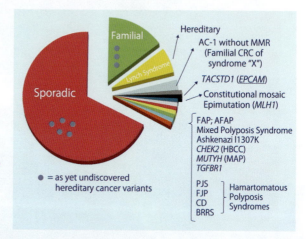

▶ ポリポーシス
家族性大腸腺腫症
*MUTYH*関連ポリポーシス
ポリメラーゼ校正関連ポリポーシス
カウデン症候群
ポイツ-ジェガーズ症候群
若年性ポリポーシス

▶ 非ポリポーシス
リンチ症候群
Constitutional mismatch repair-deficiency
（CMMRD）
ポリメラーゼ校正関連ポリポーシス
家族性大腸がんタイプX
遺伝性乳がん卵巣がん症候群

Lynch HT, et al. Chin Clin Oncol 2; 12, 2013

　遺伝性大腸がんについて示します。大きく，ポリポーシスと非ポリポーシスに分類されます。ポリポーシスの代表的疾患として家族性大腸腺腫症が挙げられ，非ポリポーシスの代表的疾患としてリンチ症候群が挙げられます。大腸がんの20〜30％に大腸がんの家系内集積が見られ，家族性大腸がんと呼ばれています。さらに大腸がんの5〜10％で特定の遺伝子の変化が大腸がんの発生と関連する疾患があり，遺伝性大腸がんと呼ばれています。リンチ症候群は最も頻度の高い遺伝性大腸がんです。

2 リンチ症候群の歴史

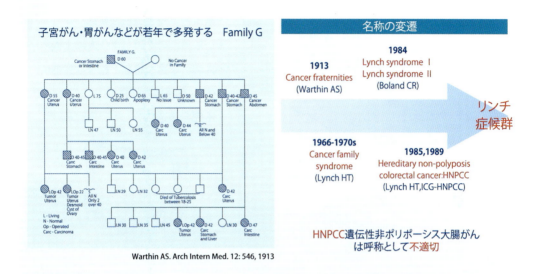

　リンチ症候群は，1913年，米国の病理学者Aldred Warthinによって子宮がんや胃がんが若年で多発する家系として初めて報告されました。のちにHenry T. Lynchによって遺伝性がん症候群としての疾患概念が確立されました。

　リンチはこの遺伝性がん症候群の呼称としてまず"Cancer family syndrome"，ついで「遺伝性非ポリポーシス大腸がん（Hereditary non-polyposis colorectal cancer; HNPCC）」を提唱しましたが，大腸がん以外にもさまざまな関連がんを発生することなどから，現在では「リンチ症候群」と呼ばれています。

3 リンチ症候群の概要

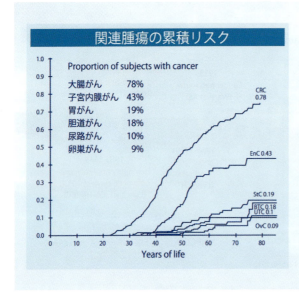
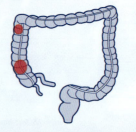

- 常染色体優性遺伝性疾患
- 一般集団の250-1000人に1人
- 大腸、子宮、胃など様々な臓器にがんを若年で好発
- 不完全浸透

Aarnio M et al. Int J Cancer 64:430, 1995

　リンチ症候群の概要を示します。

　遺伝形式は常染色体優性遺伝です。頻度は，一般集団の250～1,000人に1人と報告されており，大腸，子宮，胃など，さまざまな臓器にがんを若年で好発します。ただし不完全浸透で，リンチ症候群の原因遺伝子に病的バリアントをもっていても，必ず発がんするとは限りません。

4 原因遺伝子：DNAミスマッチ修復遺伝子

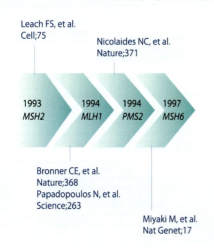
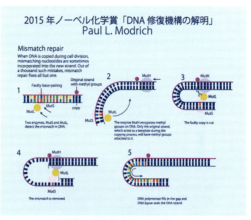

　主な原因遺伝子はDNAミスマッチ修復遺伝子です。1993年以降，4種類のDNAミスマッチ修復遺伝子，*MSH2*，*MLH1*，*PMS2*，*MSH6*が次々と発見されました。これらの遺伝子は誤った塩基対の挿入や欠失など核酸塩基のミスマッチを修復する働きをもっています。2015年のノーベル化学賞はこのDNA修復機構を解明したPaul L. Modrichが受賞しました。

用語解説

近年，*MSH2*遺伝子の上流にある*EPCAM*遺伝子の欠失も，リンチ症候群の原因となることが報告された。

5 ミスマッチ修復機構の機能不全

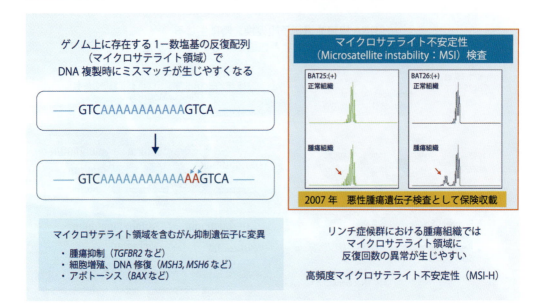

　DNAミスマッチ修復機構がうまく働かなくなると，ゲノム上に存在する1～数塩基の反復配列，すなわちマイクロサテライト領域でDNAの複製時にミスマッチが生じやすくなります。腫瘍抑制，細胞増殖，DNA修復，アポトーシスなどさまざまな形で発がんに関わる「がん抑制遺伝子」がありますが，これらのがん抑制遺伝子の中には，マイクロサテライト領域を含むものがあります。リンチ症候群ではマイクロサテライト領域でミスマッチが生じやすくなるので，がん抑制遺伝子の変異が蓄積して，がんを発生しやすくしていると推測されています。なおマイクロサテライト領域での反復回数の異常を調べるマイクロサテライト不安定性検査は，悪性腫瘍遺伝子検査として保険収載されています。

6 大腸がん症例からリンチ症候群を診断する流れ

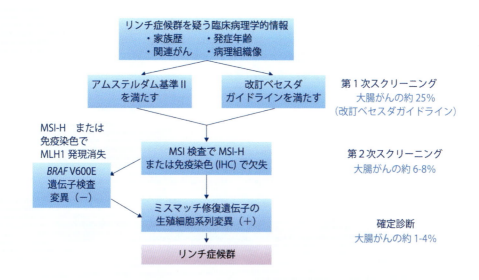

大腸癌研究会編. 遺伝性大腸癌診療ガイドライン2016年版. p.43より改編

　大腸がん症例からリンチ症候群を診断する流れを示します。

　まず大腸がんや他の関連がんの家族歴，発症年齢，病理組織像などからリンチ症候群が疑われる症例を絞り込みます。これは1次スクリーニングと呼ばれます。改訂ベセスダガイドラインを満たす症例は，全大腸がん症例の約25％に相当します。次いでMSI検査，または免疫染色による2次スクリーニングで全大腸がんの6〜8％にまで絞り込みます。最終的には，DNAミスマッチ修復遺伝子の生殖細胞系列における病的バリアントの同定により，診断が確定します。全大腸がんの約1-4％がリンチ症候群です。

　なお*BRAF*に生じたV600Eの変化は，*MLH1*遺伝子のメチル化と相関し，リンチ症候群ではほとんど見られないことが報告されています。そこでMSI-H，または免疫染色でMLH1タンパクの発現消失を認めた場合，2次スクリーニングから遺伝学的検査へ進む過程で，*BRAF* V600E遺伝子検査により，さらに症例の絞り込みが可能です。*BRAF* V600E遺伝子検査は，悪性腫瘍遺伝子検査として保険収載されています。

7 大腸がんから拾い上げる基準

改訂ベセスダガイドライン（2004）

以下の項目のいずれかを満たす大腸がん患者には，腫瘍の MSI 検査が推奨される。

1. 50 歳未満で診断された大腸がん。
2. 年齢に関わりなく，同時性あるいは異時性大腸がんあるいはその他のリンチ症候群関連腫瘍*がある。
3. 60 歳未満で診断された MSI-H の組織学的所見**を有する大腸がん。
4. 第 1 度近親者が 1 人以上リンチ症候群関連腫瘍に罹患しており，そのうち一つは 50 歳未満で診断された大腸がん。
5. 年齢に関わりなく，第 1 度あるいは第 2 度近親者の 2 人以上がリンチ症候群関連腫瘍と診断されている患者の大腸がん。

*：大腸がん，子宮内膜がん，胃がん，卵巣がん，膵がん，胆道がん，小腸がん，腎盂・尿管がん，脳腫瘍
（通常はターコット症候群にみられる glioblastoma），ムア・トレ症候群の皮脂腺腫や角化棘細胞腫
**：腫瘍内リンパ球浸潤，クローン様リンパ球反応，粘液がん・印環細胞がん様分化，髄様増殖

Umar A, et al. J Natl Cancer Inst.96:261, 2004

遺伝性腫瘍の特徴：若年性、多発性、多重性（重複がん）、家系内集積

　改訂ベセスダガイドラインは，大腸がん患者からリンチ症候群を拾い上げる1次スクリーニングで用いられます。5つの基準のいずれか1つでも満たした場合，腫瘍のマイクロサテライト不安定性検査を行うことが推奨されています。5つの基準は若年性，多発性，多重性，家系内集積などの遺伝性腫瘍の特徴や，リンチ症候群関連がん，高頻度マイクロサテライト不安定性（MSI-H）を示す組織学的所見から設定されています。

8 ミスマッチ修復タンパクの免疫組織化学染色（Immunohistochemistry: IHC）検査

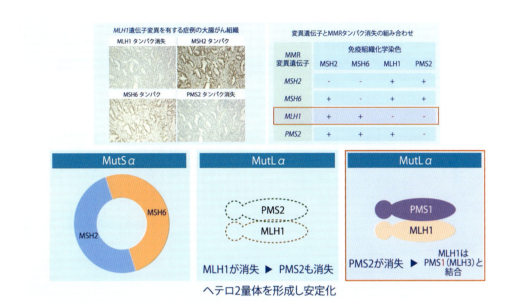

　DNAミスマッチ修復タンパクの免疫組織化学染色検査（IHC検査）です。

　2次スクリーニングにおいて，MSI検査の代わりに，あるいはMSI検査と併せて用いられます。DNAミスマッチ修復遺伝子に病的バリアントがあると，関連したタンパクの発現が消失します。なお，DNAミスマッチ修復タンパクはヘテロ2量体を形成して安定化します。そしてPMS2タンパクはMLH1タンパクとしか2量体を形成できないため，*MLH1*遺伝子の変異によりMLH1タンパクが消失すると，PMS2タンパクも消失してしまいます。一方，MLH1タンパクは，PMS2タンパク以外のタンパクとも2量体を形成できるため，*PMS2*遺伝子の変異によりPMS2タンパクが消失しても，MLH1タンパクは消失しません。

9 ミスマッチ修復遺伝子の種類による関連がんの累積リスク

70歳までの累積発がんリスク

Cancer	一般集団リスク（日本）[6]	リンチ症候群患者 リスク		診断時平均年齢	References
大腸	M：3% F：2%	M：27%-74% F：22%-61%	MLH1/MSH2	27-60歳	7-13
		M：14%-22% F：10%-26%	MSH6	54-63歳	13, 14, 15
		M：20% F：15%	PMS2	47-66歳	16
子宮内膜	1%	14%-54%	MLH1/MSH2	48-62歳	7, 8, 11, 13-17
		16%-71%	MSH6	53-54歳	13-15, 17, 18
		15%-26%	PMS2	49-50歳	15, 16, 18
胃	M：3% F：1%	5.8%-13%		49-55歳	13, 19-22
卵巣	1%	4%-20%		43-45歳	9, 13, 19, 23-26
胆道	―	0.02%-4%		54-57歳	9, 13, 23, 25
尿路	―	0.2%-25%		52-60歳	13, 16, 19, 23-26
小腸	―	0.4%-12%		46-51歳	10, 13, 19, 24-26
脳/中枢神経系	M：0.2% F：0.2%	1.2%-3.7%		50-55歳	14, 20, 24, 25

M：男性，F：女性

6. 国立がん研究センターがん対策情報センターがん情報サービス．https://ganjoho.jp/reg_stat/statistics/stat/summary.html
7. Dunlop MG, et al. Hum Mol Genet 6:105, 1997
8. Quehenberger F, et al. J Med Genet 42:491, 2005
9. Hampel H, E et al. Gastroenterol 129:415, 2005
10. Jenkins MA, et al. Clin Gastroenterol Hepatol 4:489, 2006
11. Alarcon F, et al. Eur J Hum Genet 15:831, 2007
12. Choi YH, et al. Hered Cancer Clin Pract 23:14, 2009
13. Bonadona V, et al. JAMA 305:2304, 2011
14. Baglietto L, et al. J Natl Cancer Inst 102:193, 2010
15. Møller P, et al. Gut 66:464, 2017
16. Senter L, et al. Gastroenterol 135:419, 2008
17. Hendriks Y, et al. Gastroenterol 127:17, 2004
18. Møller P, et al. Gut 67:1306, 2018
19. Watson P, et al. Int J Cancer 123:444, 2008
20. Capelle LG, et al. Gastroenterol 138:487, 2010
21. Dowty JG, et al. Hum Mutat 34:490, 2013
22. Yamaguchi T, et al. Jpn J Clin Oncol 45:153, 2014
23. Aarnio M, et al. Int J Cancer 81:214-8, 1999
24. Vasen H, et al. J Clin Oncol 19:4074, 2001
25. Barrow E, et al. Clin Genet 75:141, 2009
26. Engl C, et al. J Clin Oncol 30;:4409, 2012

　表は一般集団（日本）と比較したリンチ症候群患者の累積発がんリスクです。MSH6あるいはPMS2の病的バリアントでは，データが不十分ながら，MLH1遺伝子あるいはMSH2遺伝子の病的バリアントと比べて，関連がんの発生頻度が低いことが報告されています。

10　サーベイランス

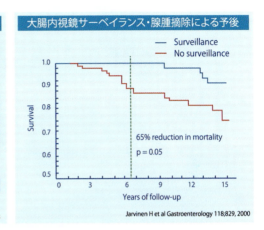

　大腸内視鏡サーベイランスによって大腸がんの発生と死亡のリスクを低減できます。20歳ないし25歳から内視鏡サーベイランスと腺腫の摘除が推奨されています。

　大腸がん以外の関連がんについては，予後の改善に有用性が証明されたサーベイランス法はありませんが，子宮・卵巣，胃・十二指腸，尿路については，それぞれの専門家からサーベイランスの開始時期と方法が提唱されています。

11 リスク低減手術

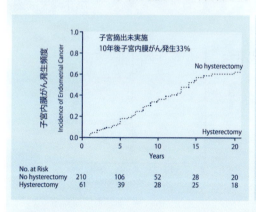
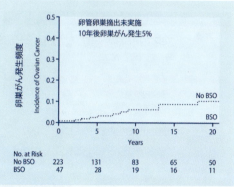

①

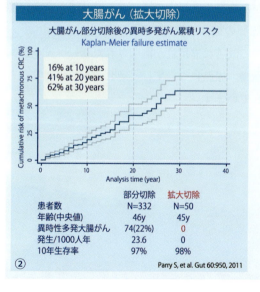

②

リスク低減手術により
- 異時性多発大腸がん、子宮内膜がん、卵巣がんの発生を激減
- 生命予後の改善は乏しい（大腸がん、子宮内膜がん）
- 大腸がん手術時に併施する、予防的子宮付属器切除はメリット大
- 予防的子宮付属器切除は、大腸がんの進行度、年齢、挙児希望、閉経の有無、変異遺伝子の種類、などを総合的に考慮して選択

Clinical guideline seom. Clin Transl Oncol 17: 2015
ACG clinical guideline. Am J Gastroenterol 110: 2015

　図-①：子宮内膜がんは子宮全摘、卵巣がんは両側付属器切除により、それぞれ子宮内膜がんや卵巣がんの発生リスクが著しく低減します。生命予後の改善に関してはデータが乏しいですが、卵巣がんはサーベイランスによる早期発見が難しいことから、予防的な両側付属器切除が推奨されています。

　図-②：大腸がんの手術時に、大腸を拡大切除することによって、異時性大腸がんのリスクが減少することが報告されています。しかし、生命予後の改善は乏しく、さらにリン

II 疾患編

チ症候群は，家族性大腸腺腫症のようにほぼ100％大腸がんを発症するわけではないこと，排便機能の低下が生じうることなどから，拡大手術を推奨すべきかについてコンセンサスは得られていません。大腸がん手術時などでは，大腸がんの進行度，年齢，挙児希望，閉経の有無，変異遺伝子の種類なども考慮しながら，予防的子宮付属器切除の実施を検討するよう奨められています。

12　薬物治療・化学予防

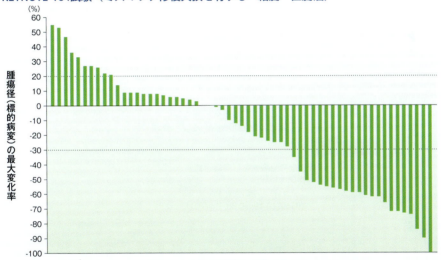

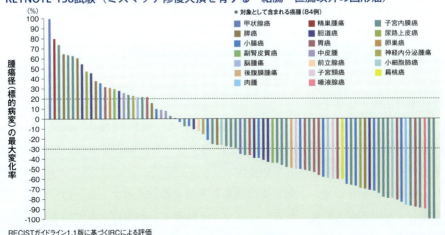

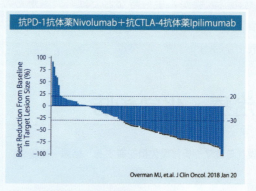

②

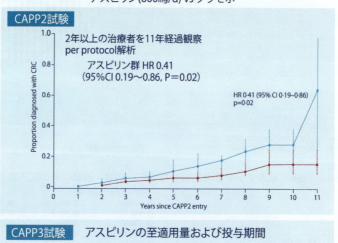

③

　最後に薬物治療・化学予防です。

　図-①②：近年，免疫チェックポイント阻害薬である，抗PD-1抗体，抗PD-L1抗体や抗CTLA-4抗体は，単剤，2剤あるいは他剤と併用することによって，高い奏効率と持続的な効果を得られることが報告されています。

　なお，免疫チェックポイント阻害薬の効果を予測するバイオマーカーの一つに，大腸がんやさまざまな固形がんに見られる，ミスマッチ修復欠損が挙げられています。リンチ症候群の関連がんでは，約90％と高率にミスマッチ修復欠損を示します。そこで免疫チェックポイント阻害薬はリンチ症候群の関連がんに対する治療薬としても期待されていま

す。

　図-③：また2年以上アスピリンを内服すると，リンチ症候群における大腸がんのリスクを低減できることがランダム化比較試験によって証明されました。ただし，アスピリンの容量が1日600mgと高く，長期投与が必要なため，標準治療としては推奨されていません。現在，低容量のアスピリンの効果や至適投与期間について臨床試験が行われています。

文 献

1) Lynch HT, et al. Practical genetics of colorectal cancer. Chin Clin Oncol. 2013; 2: 12.
2) Warthin AS. Heredity with reference to carcinoma, as shown by the study of the cases examined in the pathological laboratory of the University of Michigan, 1895-1913. Arch Intern Med. 1913; 12: 546-55.
3) Aarnio M, et al. Life-time risk of different cancers in hereditary non-polyposis colorectal cancer (HNPCC) syndrome. Int J Cancer. 1995; 64: 430-3.
4) 大腸癌研究会編．遺伝性大腸癌診療ガイドライン，2016年版．金原出版．2016.
5) Umar A, et al. Revised Bethesda Guidelines for hereditary nonpolyposis colorectal cancer (Lynch syndrome) and microsatellite instability. J Natl Cancer Inst. 2004; 96: 261-8.
6) 国立がん研究センターがん対策情報センターがん情報サービス．https://ganjoho.jp/reg_stat/statistics/stat/summary.html
7) Dunlop MG, et al. Cancer risk associated with germline DNA mismatch repair gene mutations. Hum Mol Genet. 1997; 6: 105-10.
8) Quehenberger F, et al. Risk of colorectal and endometrial cancer for carriers of mutations of the hMLH1 and hMSH2 gene: correction for ascertainment. J Med Genet. 2005; 42: 491-6.
9) Hampel H, et al. Cancer risk in hereditary nonpolyposis colorectal cancer syndrome: later age of onset. Gastroenterol. 2005; 129: 415-21.
10) Jenkins MA, et al. Cancer risks for mismatch repair gene mutation carriers: a population-based early onset case-family study. Clin Gastroenterol Hepatol. 2006; 4: 489-98.
11) Alarcon F, et al. Estimating cancer risk in HNPCC by the GRL method. Eur J Hum Genet. 2007; 15: 831-6.
12) Choi YH, et al. Penetrance of colorectal cancer among MLH1/MSH2 carriers participating in the colorectal cancer familial registry in Ontario Hered Cancer Clin Pract. 2009; 23: 14.
13) Bonadona V, et al. French Cancer Genetics Network. Cancer risks associated with germline mutations in MLH1, MSH2, and MSH6 genes in Lynch syndrome. JAMA. 2011; 305: 2304-10.
14) Baglietto L, et al. Dutch Lynch Syndrome Study Group. Risks of Lynch syndrome cancers for MSH6 mutation carriers. J Natl Cancer Inst. 2010; 102: 193-201.
15) Møller P, et al. Mallorca Group. Cancer incidence and survival in Lynch syndrome patients receiving colonoscopic and gynaecological surveillance: ?rst report from the prospective Lynch syndrome database. Gut. 2017; 66: 464-72.
16) Senter L, et al. The clinical phenotype of Lynch syndrome due to germ-line PMS2 mutations. Gastroenterol. 2008; 135: 419-28.
17) Hendriks Y, et al. Cancer risk in hereditary nonpolyposis colorectal cancer due to MSH6 mutations: impact on counseling and surveillance. Gastroenterol. 2004; 127: 17-25.

18) Møller P, et al. Cancer risk and survival in path MMR carriers by gene and gender up to 75 years of age: a report from the prospective Lynch syndrome. Gut. 2018; 67: 1306-16.
19) Watson P, et al. The risk of extra-colonic, extra-endometrial cancer in the Lynch syndrome. Int J Cancer. 2008; 123: 444-9.
20) Capelle LG, et al. Risk and epidemiological time trends of gastric cancer in Lynch syndrome carriers in the Netherlands. Gastroenterol. 2010; 138: 487-92.
21) Dowty JG, et al. Cancer Risks for MLH1 and MSH2 mutation carriers. Hum Mutat. 2013; 34: 490-7.
22) Yamaguchi T, et al. Comparison of clinical features between suspected familial colorectal cancer type X and LS in Japanese patients with colorectal cancer: a cross-sectional study conducted by the Japanese Society for Cancer of the Colon and Rectum. Jpn J Clin Oncol. 2014; 45: 153-9.
23) Aarnio M, et al. Cancer risk in mutation carriers of DNA-mismatch-repair genes. Int J Cancer. 1999; 81: 214-8.
24) Vasen H, et al. MSH2 mutation carriers are at higher risk of cancer than MLH1 mutation carriers: a study of hereditary nonpolyposis colorectal cancer families. J Clin Oncol. 2001; 19: 4074-80.
25) Barrow E, et al. Cumulative lifetime incidence of extracolonic cancers in Lynch syndrome: a report of 121 families with proven mutations. Clin Genet. 2009; 75: 141-9.
26) Engel C, et al. Risks of less common cancers in proven mutation carriers with Lynch syndrome. J Clin Oncol. 2012; 30: 4409-15.
27) Vasen HF, et al. Mallorca group. Revised guidelines for the clinical management of Lynch syndrome (HNPCC): recommendations by a group of European experts. Gut. 2013; 62: 812-23.
28) Järvinen HJ, et al. Controlled 15-year trial on screening for colorectal cancer in families with hereditary nonpolyposis colorectal cancer. Gastroenterol. 2000; 118: 829-34.
29) Schmeler KM, et al. Prophylactic surgery to reduce the risk of gynecologic cancers in the Lynch syndrome. N Engl J Med. 2006; 354: 261-9.
30) Parry S, et al. Metachronous colorectal cancer risk for mismatch repair gene mutation carriers: the advantage of more extensive colon surgery. Gut. 2011; 60: 950-7.
31) Sastre J, et al. Clinical guideline SEOM: hepatocellular carcinoma. Clin Transl Oncol. 2015; 17: 988-95.
32) Syngal S, et al. American College of Gastroenterology. ACG clinical guideline: Genetic testing and management of hereditary gastrointestinal cancer syndromes. Am J Gastroenterol. 2015; 110: 223-62; quiz 263.
33) Overman MJ, et al. Durable clinical benefit with nivolumab plus ipilimumab in DNA mismatch repair-deficient/microsatellite instability-high metastatic colorectal cancer. J Clin Oncol. 2018; 36: 773-9.
34) Burn J, et al. CAPP2 Investigators. Long-term effect of aspirin on cancer risk in carriers of hereditary colorectal cancer: an analysis from the CAPP2 randomised controlled trial. Lancet. 2011; 378: 2081-7.

Ⅱ 疾患編

第7章
家族性大腸腺腫症
Familial adenomatous polyposis
(FAP)

[執筆]

山口 達郎

都立駒込病院外科（大腸）・遺伝子診療科 部長

[監修]

冨田 尚裕

兵庫医科大学病院下部消化管外科 主任教授／診療部長

1 FAPの歴史

年	報告内容	報告者
1721	赤痢で死亡した患者の結腸内の多発ポリープ	Menzel
1881	多発ポリープが組織学的に腺腫	Sklifasowski
1882	兄妹でのポリポーシス→家族性	Cripps
1927	本邦における最初の報告	白井
1950	Gardner症候群(骨腫・軟部腫瘍の合併)	Gardner
1961	本邦最初の全国調査(小松:報告1968)	小松
1972	2回目の全国調査 (1973年第5回日本消化器外科学会総会)	宇都宮
1975	100個以上をFAPとする	Bussey
1976	東京医科歯科大学に家族性ポリポーシス解析センター設立	
1980	FAPに対する大腸全摘・J型回腸嚢肛門吻合の報告	Utsunomiya
	大腸癌研究会で症例登録開始	

年	報告内容	報告者
1986	精神発達遅滞を伴うFAPの患者に5qの欠失	Herrera
1987	5q21に原因遺伝子	Bodmer/Leppert
1988	FAPの大腸がんに5q21の欠失	Okamoto and Miyaki
1991	原因遺伝子(*APC*)同定	Vogelstein/Nakamura White
1992	遺伝型と表現型の相関 Mutation Cluster Region	Nagase/Nakamura Miyoshi/Nakamura
1993	Attenuated型FAP	Spirio
2002	生殖細胞系列変異と体細胞変異の相関関係	Albuquerque
2002	*MUTYH*関連ポリポーシスの報告	Al-Tassan
2012	遺伝性大腸癌診療ガイドライン:発刊	
2013	ポリメラーゼ校正関連ポリポーシスの報告	Palles
2016	遺伝性大腸癌診療ガイドライン:改訂(2016年版)	

　家族性大腸腺腫症(FAP)の歴史です。多発大腸ポリープに関する最も古い報告は，1721年のMenzelらの赤痢で亡くなった15歳の少年の結腸病変に関するものでした。その後，大腸ポリープについての報告が散見されますが，炎症性ポリープと思われる報告が多数を占めていました。1881年にSklifasowskiらは，多発ポリープの切除検体が組織学的に多発腺腫であることを明らかにしました。これが，大腸腺腫症として最も古い報告であると考えられます。1882年にCrippsらは兄妹で発症したポリポーシスを報告し，遺伝性素

因が関係しているものと疑われるようになりました。本邦においては1927年の白井らによる報告が最も古いものになります。本邦では1961年と1972年の2回にわたって，家族性消化管ポリープ症および類縁疾患についての最初の全国調査が行われました。1976年には東京医科歯科大学に家族性ポリポーシス解析センターが設立され，集積された患者コホートの研究から，多くの新知見が報告されました。

家族性大腸腺腫症の原因遺伝子である，*APC*遺伝子の同定については，日本人研究者が大きく貢献しています。家族性大腸腺腫症では，病的バリアントの部位とポリープの数の関連が見られます。遺伝学的検査で，*APC*遺伝子に生殖細胞系列の病的バリアントが同定されない症例の詳細は長らく不明のままでしたが，近年，塩基除去修復遺伝子の*MUTYH*遺伝子や，ポリメラーゼ校正遺伝子の*POLE*遺伝子や*POLD1*遺伝子が同定されました。

2 FAPの特徴

遺伝形式：常染色体優性遺伝
頻度：全大腸がんの1％未満，出生17,400人に1人
表現型：典型的FAP（密生型・非密生型）・Attenuated型
大腸がんの特徴：40歳代で約50％，60歳でほぼ100％発生
予防的大腸切除：一般に20歳前後〜
大腸外随伴病変：十二指腸腺腫・がん，デスモイド腫瘍など

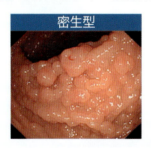
密生型

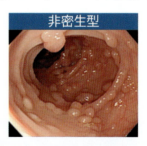
非密生型

非密生型症例写真：大腸癌研究会編．遺伝性大腸癌診療ガイドライン2016年版．p.14より転載

家族性大腸腺腫症（FAP）は，*APC*遺伝子の生殖細胞系列変異を原因とする，常染色体優性遺伝の遺伝形式をとる遺伝性疾患です。全大腸癌の1％未満ですが，出生17,400人に1人と推定されています。表現型は大腸の腺腫密度により典型的FAP，Attenuated型などに分けられます。

家族性大腸腺腫症の患者では，放置すれば40歳代で約50％，60歳までにほぼ100％大腸がんが発生すると報告されています。そのため，一般的には20歳前後で予防的大腸切

除術が行われます。家族性大腸腺腫症の患者には，大腸がんの他，十二指腸腺腫やデスモイド腫瘍などの腫瘍がしばしばみられます。

3 FAPの主な随伴病変

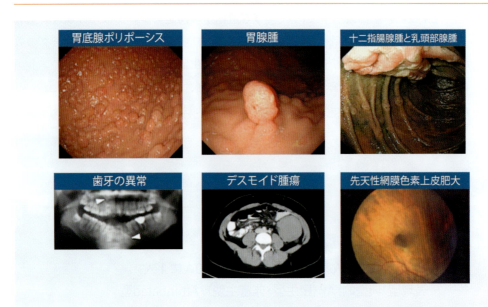

症例写真：大腸癌研究会編．遺伝性大腸癌診療ガイドライン2016年版．p.15-16より転載

図は家族性大腸腺腫症（FAP）に発生する，主な大腸外随伴病変です。

4 FAPにおける大腸外随伴病変

随伴病変
胃底腺ポリポーシス*
胃腺腫*
十二指腸腺腫*
十二指腸乳頭部腺腫*
空・回腸腺腫*
デスモイド腫瘍
頭蓋骨腫, 顎潜在骨腫, 過剰歯, 埋没歯
類上皮腫
甲状腺がん
先天性網膜色素上皮肥大
肝芽腫
副腎腫瘍
脳腫瘍

*悪性化の可能性あり

　大腸外随伴病変の中でも，胃底腺ポリポーシス，胃腺腫，十二指腸腺腫，十二指腸乳頭部腺腫，空腸・回腸腺腫は，悪性化する可能性があるので注意が必要です。またデスモイド腫瘍は悪性腫瘍ではありませんが，腫瘍の増大により死因となることがあります。

5 FAPの診断

> **原因** APC遺伝子（5q22.2）の生殖細胞系列変異
> 　　　　（生殖細胞系列に病的バリアントを認める）
>
> FAPの診断は臨床的または遺伝子診断により行われる
>
> ◆ **臨床的診断**
> 　（1）または（2）に合致する場合はFAPと診断する
> 　　（1）大腸にほぼ100個以上の腺腫を有する。家族歴の有無は問わない
> 　　（2）腺腫の数は100個に達しないがFAPの家族歴を有する
> ◆ **遺伝子診断**
> 　APC遺伝子の生殖細胞系列変異を有する場合はFAPと診断する

大腸癌研究会編．遺伝性大腸癌診療ガイドライン2016年版．p.12より引用，一部改編

　家族性大腸腺腫症（FAP）の診断は，臨床的あるいは遺伝子診断により行われます。大腸にほぼ100個以上の腺腫を有する場合，腺腫の数は100個に達しなくても家族歴がある場合は，臨床的にFAPと診断します。遺伝子診断では生殖細胞系列のAPC遺伝子に病的バリアントが確認できれば，FAPと診断します。

6 鑑別を要する疾患・病態

▶ **MUTYH関連ポリポーシス**
（MUTYH-associated polyposis: MAP）
塩基除去修復遺伝子の一つである*MUTYH*遺伝子の両アレルにおける生殖細胞系列の病的バリアントを原因とする**常染色体劣性遺伝性疾患**

▶ **ポリメラーゼ校正関連ポリポーシス**
（polymerase proofreading-associated polyposis: PPAP）
DNA複製の際のエラーを修復する機能（校正機能）を持つ*POLE*遺伝子や*POLD1*遺伝子の生殖細胞系列の病的バリアントを原因とする**常染色体優性遺伝性疾患**

　家族性大腸腺腫症（FAP）と鑑別を要する疾患・病態として，*MUTYH*関連ポリポーシスとポリメラーゼ校正関連ポリポーシスがあります。

　*MUTYH*関連ポリポーシスは，塩基除去修復遺伝子の一つである*MUTYH*遺伝子の両アレルにおける生殖細胞系列の病的バリアントを原因とする常染色体劣性遺伝性疾患です。

　ポリメラーゼ校正関連ポリポーシスは，DNA複製の際のエラーを修復する機能をもつ*POLE*遺伝子や*POLD1*遺伝子の生殖細胞系列の病的バリアントを原因とする常染色体優性遺伝性疾患です。本邦においてはこれら2つの疾患に関する報告は少なく，頻度は不明です。

7 FAP診断のフローチャート

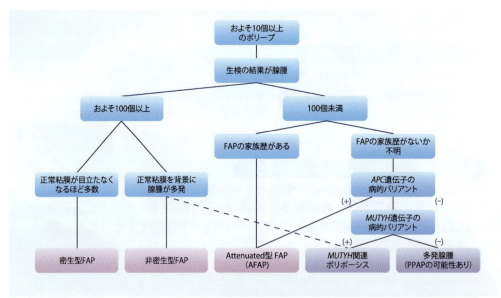

大腸癌研究会編．遺伝性大腸癌診療ガイドライン2016年版．p.12より引用，一部改編

　図は家族性大腸腺腫症（FAP）診断のためのフローチャートです．大腸内に100個以上の腺腫が認められた中でも，正常粘膜が目立たなくなるほど多数の腺腫を認めるものを密生型FAPと診断し，正常粘膜を背景に腺腫が多発するものを非密生型FAPと診断します．腺腫が10個以上100個未満の場合，FAPの家族歴があるものをAttenuated型FAPと診断し，家族歴がなくてもAPC遺伝子に生殖細胞系列の病的バリアントを認めたものもAttenuated型と診断します．

8 FAPに対する術式

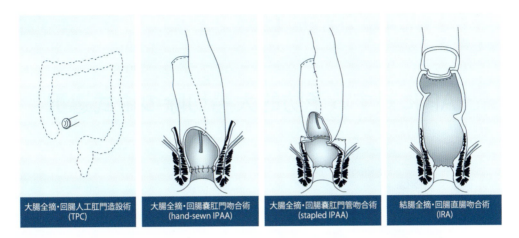

①

大腸癌研究会編．遺伝性大腸癌診療ガイドライン2016年版．p.18より転載

術式	大腸全摘・回腸人工肛門造設術（TPC）	大腸全摘・回腸囊肛門（管）吻合術（IPAA）	結腸全摘・回腸直腸吻合術（IRA）
利点	・大腸がんは完全予防 ・術後合併症は少ない	・大腸がんはほぼ予防される ・自然肛門機能の温存	・排便機能は良好である ・手術は容易 ・合併症は少ない
欠点	・ストーマによる，身体イメージの低下，便処理の不便性	・手術は複雑 ・排便機能は不安定 ・吻合部近傍の肛門管部粘膜へのがん発生の危険は残る ・回腸囊炎の可能性あり	・直腸がん発生の可能性（腺腫の発生状況，遺伝子変異部位，温存直腸の長さなどにより異なる）

②

大腸癌研究会編．遺伝性大腸癌診療ガイドライン2016年版．p.18より転載

　家族性大腸腺腫症（FAP）に対する代表的な手術術式には，大腸全摘・回腸人工肛門造設術（TPC），大腸全摘・回腸囊肛門吻合術（hand-sewn IPAA），大腸全摘・回腸囊肛門管吻合術（stapled IPAA），結腸全摘・回腸直腸吻合術（IRA）があります（図-①）。本邦では回腸肛門吻合や回腸肛門管吻合に対してIAAやIACAという用語が使われてい

ましたが，海外ではほとんど用いられていませんでした。そこで海外との整合性を保つために，『遺伝性大腸癌診療ガイドライン2016年版』ではhand-sewn IPAA, stapled IPAAと改訂されました。

　図-②は家族性大腸腺腫症に対する代表的な手術術式の利点と欠点をまとめたものです。いずれの術式にも利点と欠点がありますので，患者の病態に応じて術式を選択することが肝要です。

9 FAPに対する予防的大腸切除の術式選択

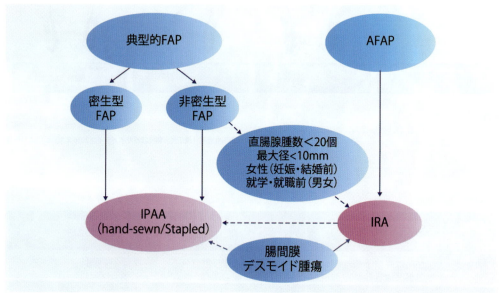

大腸癌研究会編．遺伝性大腸癌診療ガイドライン2016年版．p.26より転載

　図は，家族性大腸腺腫症（FAP）に対する予防的大腸切除の術式選択に関するフローチャートです。典型的FAPの場合，大腸全摘・回腸嚢肛門吻合術（IPAA）が標準術式です。ただし非密生型FAPで，直腸腺腫の数が少なく，大きさが小さい場合や，挙児希望などの患者背景により，結腸全摘・回腸直腸吻合術（IRA）を選択することもあります。また，腸間膜デスモイド腫瘍を伴っている場合は，デスモイド腫瘍の再発・増大や技術的な問題から，大腸全摘・回腸嚢肛門（管）吻合術は推奨されていません。Attenuated型FAPの場合は結腸全摘・回腸直腸吻合術が標準術式ですが，直腸病変などにより適切に判断されるべきと考えます。

10 FAPに対する大腸切除後の残存直腸と主な随伴病変に対するサーベイランス

随伴病変	開始時期・方法
残存直腸腺腫	IPAA術後は、年1回の大腸内視鏡検査と腺腫の摘除あるいは焼灼
	IRA術後は、半年に1回（年齢と腺腫密度に応じる）
十二指腸腺腫・がん（乳頭部含む）	大腸切除時あるいは20〜25歳時のどちらか早い時期に、ベースラインの上部消化管内視鏡検査を行う。以降、腺腫の重症度に応じて定期的に繰り返す
胃腺腫・がん	年1回（または十二指腸の検査と同時）の上部消化管内視鏡検査
甲状腺がん（女性）	年1回の甲状腺の触診と超音波検査、10歳代後半から開始
腹腔内デスモイド腫瘍	年1回の腹部触診。大腸切除後、特にデスモイド腫瘍の家族歴を有する場合は3年毎に腹部および骨盤のCTまたはMRI検査
脳腫瘍	年1回の診察
空・回腸腺腫・がん	小腸の定期的な画像診断や小腸内視鏡検査は推奨されておらずデスモイド腫瘍の画像検査（CT/MRI）の際に可及的に観察

大腸癌研究会編．遺伝性大腸癌診療ガイドライン2016年版．p.21より転載．
元表：NCCN Guidelines Genetic/Familial High-Risk Assessment: Colorectal ver2. 2015より改編．

　上表は家族性大腸腺腫症（FAP）に対する大腸切除後の残存直腸と主な随伴病変に対するサーベイランスについてまとめたものです。残存直腸の腺腫に対して，大腸全摘・回腸嚢肛門吻合術後は，年1回の大腸内視鏡検査，結腸全摘・回腸直腸吻合術後は，半年に1回の大腸内視鏡検査が推奨されています。

　十二指腸腺腫は，大腸切除時あるいは20〜25歳のどちらか早い時期に上部内視鏡検査を行い，腺腫の重症度に応じて定期的に繰り返すようにします。

　腹腔内デスモイド腫瘍については，年1回の腹部触診が推奨されていますが，大腸切除後や特にデスモイド腫瘍の家族歴を有する場合には，3年毎にCTやMRI検査を行うことが推奨されています。

11 FAPに対する化学予防

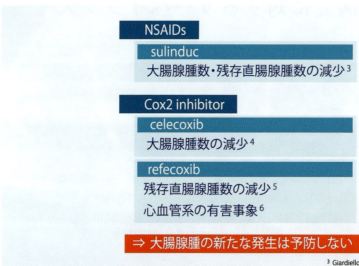

　家族性大腸腺腫症（FAP）に対する化学予防についてです。sulinducやcelecoxibなどは大腸腺腫数の減少についての有用性が報告されていますが，新たな腺腫の発生を予防するものではありません。

文献

1) 大腸癌研究会 編．遺伝性大腸癌診療ガイドライン，2016年版．金原出版．2016.
2) National Comprehensive Canser Network. NCCN clinical practice guidelines in oncology, genetic / familial high—risk assesment: colorectal Ver2. 2015. http://www.nccn.org
3) Giardiello FM, et al. Primary chemoprevention of familial adenomatous polyposis with sulindac. N Engl J Med. 2002; 346: 1054-9.
4) Steinbach G, et al. The effect of celecoxib, a cyclooxygenase-2 inhibitor, in familial adenomatous polyposis. N Engl J Med. 2000; 342: 1946-52.
5) Higuchi T, et al. A randomized, double-blind, placebo-controlled trial of the effects of rofecoxib, a selective cyclooxygenase-2 inhibitor, on rectal polyps in familial adenomatous polyposis patients. Clin Cancer Res. 2003; 9: 4756-60.
6) Baron JA, et al.; APPROVe Trial Investigators. A randomized trial of rofecoxib for the chemoprevention of colorectal adenomas. Gastroenterology. 2006; 131: 1674-82.

Ⅱ 疾患編

第8章
リ・フラウメニ症候群
Li-Fraumeni syndrome
(LFS)

［執筆］

舩戸　道徳

国立病院機構長良医療センター
臨床研究部再生医療研究室 室長（第二小児科医長併任）

［監修］

菅野　康吉

栃木県立がんセンターがん予防・遺伝カウンセリング科 科長/
国立がん研究センター中央病院遺伝子診療部門/
慶應義塾大学医学部臨床遺伝学センター

1 特徴

- **常染色体優性遺伝形式**で伝えられる遺伝性腫瘍症候群の一つである
- 小児期あるいは若年成人期からの**高い発がんリスク**を特徴とする
- 高頻度に発症するコア腫瘍＊には軟部肉腫や骨肉腫、閉経前乳がん、脳腫瘍、副腎皮質がんが含まれるが**多種多様ながんが発生**する
- 現在までのところ確立した治療戦略はなく、個々のがんに対しての一般的なマネジメントを行う
- **二次がんのリスクを低減する対策**が必要である
- 医学的、心理社会的、倫理的問題に対する遺伝カウンセリングが重要である

＊コア腫瘍：LFSとの関連が特に強いがん種

　リ・フラウメニ症候群（LFS）は，常染色体優性遺伝形式で伝えられる遺伝性腫瘍症候群の一つであり，小児期あるいは若年成人期からの高い発がんリスクを特徴とします。高頻度に発症するコア腫瘍には軟部肉腫や骨肉腫，閉経前乳がん，脳腫瘍，副腎皮質がんが含まれますが，ありとあらゆるがんが発生する可能性があります。

　現在までのところ，確立した治療戦略はなく，個々のがんに対しての一般的なマネジメントを行います。NCCNガイドラインには，二次がんの発生リスクを抑えるため，放射線治療は可能であれば回避すべきと明記されています。女性の乳がんリスクに対しては，リスク低減乳房切除術について話し合う，と書かれています。また，患者は医学的，心理社会的，倫理的などの問題を抱えていくことが多く，遺伝カウンセリングが重要となります。

2 原因遺伝子

- 原因遺伝子は生殖細胞系列の *TP53* である
- *TP53* はがん抑制遺伝子の一つで、ゲノムの守護神として機能する

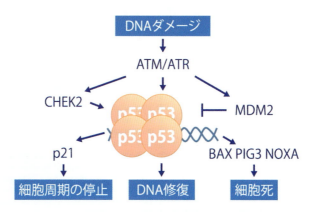

Malkin D. Genes Cancer. 2011

　原因遺伝子は生殖細胞系列の *TP53* です。*TP53* はがん抑制遺伝子の一つで，DNA損傷や低酸素などの細胞ストレスにより活性化され，細胞周期の停止やDNA修復，アポトーシスの誘導，老化などさまざまな細胞の機能に関与しています。そのため，生殖細胞系列の *TP53* に病的バリアントがあると，ゲノム修復機構や細胞増殖制御機構の破綻を来たし，発がんに関わります。

3 歴史

- 1969年　LiとFraumeniががん多発家系を報告
- 1988年　Liらが古典的な診断基準を提示
- 1990年　原因遺伝子*TP53*の発見
- 1992年　本邦から鮫島と恒松らが2家系を報告
- 1994年　リ・フラウメニ様症候群の提唱
- 2001年　Chompretの*TP53*検査基準の提唱
- 2009年　Chompretの*TP53*検査基準が改定
- 2011年　サーベイランスの臨床的意義が報告
- 2015年　Chompretの*TP53*検査基準が再度改定
- 2016年　長期間のサーベイランスの有効性が報告

Malkin D. Genes Cancer. 2011

　リ・フラウメニ症候群の歴史を簡単に振り返ります。
　始まりは1969年，LiとFraumeniが全米の小児横紋筋肉腫の死亡調査票をもとに，4家系のがん多発家系を報告したことに始まります。1988年にはLiらが古典的な診断基準を示し，1990年にはMalkinらが原因遺伝子*TP53*を報告しました。
　本邦からは1992年に2家系が報告されたのが最初です。その後2001年にフランスのグループから，*TP53*の生殖細胞系列の病的バリアントを広く拾い上げることを目的として，Chompretの*TP53*検査基準が提唱されました。その検査基準は2009年と2015年に改定されています。
　また，最近では2011年にトロント小児病院から，約6年間の前方視的観察研究によるリ・フラウメニ症候群のサーベイランスの臨床的意義が報告されました。さらに2016年には長期間（約11年間）のサーベイランスの有効性が報告されました。

4 Li の古典的診断基準

> ◆ Li による LFS の古典的診断基準（以下の全てを満たす場合）
> - 発端者は45歳未満に肉腫と診断されたものとする
> - 第一度近親者に45歳未満に診断されたがん患者がある
> - 第一度もしくは第二度近親者に45歳未満のがん患者あるいは年齢を問わない肉腫患者がある
>
> Li FP, et al. Cancer Res. 1988

- 古典的な診断基準を満たす患者の 約70-80% に *TP53* の病的バリアントが検出される

Gonzalez KD, et al. J Clin Oncol. 2009

1988年にLiによって提唱された古典的診断基準を示します。

45歳未満の肉腫の患者を発端者として，濃厚な若年でのがん家族歴を基準としています。この診断基準を満たす患者の約70〜80％に *TP53* の病的バリアントが認められました。一方，実際には *TP53* の病的バリアントを保有しているにも関わらず，この古典的診断基準に該当せず，正確な診断がなされないままになっている人が多く残ることが問題となりました。

5 診断クライテリアの変遷

- LFSに類似するが完全にはあてはまらない
  リ・フラウメニ様症候群（Li-Fraumeni like syndrome: LFL）の
  診断基準を満たす患者の約7-40%にTP53の病的バリアントが認められる

◆ **BirchのLFLクライテリア（1994）**
発端者が45歳未満に小児がんもしくは肉腫、脳腫瘍、副腎皮質がんと診断され、かつ一度もしくは二度近親者に年齢を問わない典型的なLFS関連悪性腫瘍（肉腫、乳がん、脳腫瘍、副腎皮質がん、または白血病）を有する患者があり、かつ一度もしくは二度近親者に60歳未満で診断されたがん患者がある

◆ **EllesのLFLクライテリア（1995）**
第一度近親者ないし第二度近親者二人に年齢を問わずLFS関連腫瘍があること

Gonzalez KD, et al. J Clin Oncol. 2009

　また，1990年代の中頃には，LFSの古典的診断基準に完全には当てはまらないものの，それに類似する家系においても，TP53の病的バリアントが検出されました。このことからリ・フラウメニ様症候群（LFL）という概念が提唱され，そのクライテリアを満たす患者の約7〜40%にTP53の病的バリアントが認められました。LFLクライテリアは感度が高く，TP53の病的バリアントを保有している人を多く拾い上げることが可能になりましたが，特異度の低さが課題でした。

6 ChompretのTP53検査基準

フランスのグループが*TP53*の病的バリアントの検出の感度・特異度の向上を目指した検査基準を提示

Chompretの*TP53*検査基準(2015年版) (以下のいずれかに当てはまる場合)	
◆ 家族歴	発端者が46歳未満にLFS関連腫瘍(軟部肉腫、骨肉腫、閉経前乳がん、脳腫瘍、副腎皮質がん)と診断され、かつ少なくとも第一度もしくは第二度近親者に56歳未満で上記のLFS関連腫瘍(発端者が乳がんの場合は乳がんを除く)を有する患者がある
◆ 多重がん	発端者が多重がん(多発乳がんを除く)と診断され、そのうちの二つが上記のLFS関連腫瘍であり、最初の発症が46歳未満である
◆ 希少がん	発端者が副腎皮質がん、脈絡叢腫瘍ないし、胎児型退形成亜型横紋筋肉腫と診断されている
◆ 若年乳がん	31歳未満に乳がんと診断されている

LFSでは de novo 発症も多く、必ずしも家族歴があるとは限らない

Bougeard G, et al. J Clin Oncol. 2015

　その後、2001年にフランスのグループから*TP53*の病的バリアントを広く拾い上げるためのChompretの検査基準が提唱されました。この基準は2009年、2015年に改定されていますが、図には最新の2015年版を示しています。2009年の改定で、がんの家族歴以外に、多重がんや特徴的な希少がんも項目に加わりました。さらに2015年版では、31歳未満の若年乳がんの患者も、明らかながんの家族歴がなくとも*TP53*の遺伝学的検査の適応とされています。リ・フラウメニ症候群ではde novo発症も多く、必ずしも家族歴があるとは限らないことに留意が必要です。

7 TP53遺伝学的検査の適応

LFSのTP53の遺伝学的検査の適応と考えられているのは、現在のところ、以下の3つである

◆ **LFSとLFLの診断基準、Chompretの検査基準を満たす患者**
ChompretのTP53検査基準（2009年版）ではTP53病的バリアントの検出率は21-35%であったが、感度（TP53病的バリアントが検出された人が、Chompret検査基準を満たす割合）は82-95%と高い

◆ **若年性の乳がんの患者で、BRCA1またはBRCA2の病的バリアントが確認出来ない患者**
30歳未満の乳がんの女性（BRCA1またはBRCA2に病的バリアントなし）の約4-8%にTP53病的バリアントを検出

◆ **副腎皮質がんや脈絡叢腫瘍、胎児型退形成亜型横紋筋肉腫の患者**
小児では副腎皮質がんの患者の50-80%、脈絡叢腫瘍の患者の約40%、胎児型退形成亜型横紋筋肉腫の約80%にTP53病的バリアントが検出

Schneider K, et al. GeneReviews®. Updated 2013

　現在のリ・フラウメニ症候群（LFS）診断のための，TP53の遺伝学的検査の適応を示します。

　LFSとLFLの診断基準，Chompretの検査基準を満たす患者，若年性の乳がんの患者で，BRCA1またはBRCA2の病的バリアントが確認できない患者，副腎皮質がんや脈絡叢腫瘍，胎児型退形成亜型横紋筋肉腫の患者となります。

　ChompretのTP53検査基準（2009年版）ではTP53病的バリアントの検出率は21〜35%ですが，感度は82〜95%と高いことが報告されています。また30歳未満の乳がんの女性，BRCA1またはBRCA2は正常の方ですが，約4〜8%にTP53の病的バリアントが検出され，さらに小児では副腎皮質がんの患者の50〜80%，脈絡叢腫瘍の患者の約40%，胎児型退形成亜型横紋筋肉腫の約80%にTP53の病的バリアントが検出されることが報告されています。繰り返しにはなりますが，家族歴がない場合でもリ・フラウメニ症候群の可能性を念頭に置いておくことが大切です。

8 腫瘍スペクトラム

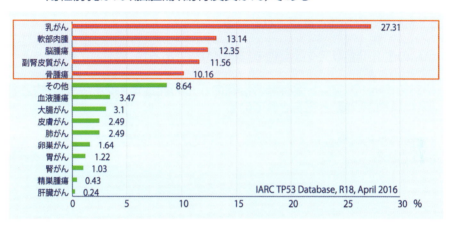

次に腫瘍スペクトラムです。国際がん研究機関IARCのデータベースによれば，リ・フラウメニ症候群（LFS）のコア腫瘍である軟部肉腫，骨肉腫，閉経前乳がん，脳腫瘍，副腎皮質がんが全体の約70％を占めます。

9 浸透率

- これまでの報告ではLFSの発がんリスクは30歳までに約50%、60歳までに約90%と推定されている

- がんの生涯発症リスクは女性でほぼ100%であるが、男性は73%である

- TP53の病的バリアント保有者の最初のがんの発症年齢の中央値は約25歳（平均は約21.9歳）と報告されている

- 2つ目のがんの発症リスクは57%、3つ目のがんの発症リスクは38%と推測されている

Schneider K, et al. GeneReviews®. Updated 2013

次に浸透率についてです。

TP53の病的バリアントの保有者では，30歳までに約50%，60歳までに約90%の方が発がんすると推定されています。また，がんの生涯発症リスクは，女性はほぼ100%で，男性は73%と極めて高いことが報告されています。最初のがんの発症年齢は，中央値が約25歳，平均値は約21.9歳と報告され，小児期あるいは若年成人期からの発がんリスクを認めます。2つ目のがんの発症リスクは57%，3つ目のがんの発症リスクは38%と，多発がんのリスクも認められます。

10 表現型と遺伝型の相関

- *TP53*の病的バリアントのうち、==ミセンスバリアント==が約70%を占めそのほとんどはDNA結合ドメインに位置する

- *TP53*のミセンスバリアントは若年での発がんに関わるその中でも==ドミナントネガティブ効果をもつミセンスバリアント==はそれ以外の遺伝型に比べてより若年でがんを発症する（21.3歳と27歳）

  Bougeard G, et al. J Clin Oncol. 2015

- LFSでは==表現促進==が見られるとする説がある。
  *MDM2*の多型や*TP53*のイントロン3内の重複多型、テロメア長、コピー数多型、miRNAにおけるメチル化やアレルのバリアントなどの遺伝子修飾因子の影響が考えられているが原因は確定していない

  Kratz CP, et al. Clin Cancer Res. 2017

次に表現型と遺伝型の相関を示します。

*TP53*の病的バリアントのうち，ミセンスバリアントが約70%を占め，そのほとんどはDNA結合ドメインに位置します。*TP53*のミセンスバリアントは，他の病的バリアントのタイプに比べて若年での発がんに関わっています。その中でもドミナントネガティブ効果をもつミセンスバリアントは，それ以外の遺伝型に比べてより若年でがんを発症することが報告されています。

また，リ・フラウメニ症候群（LFS）では表現促進が見られるとの報告もあります。*MDM2*の多型や*TP53*のイントロン3内の重複多型，テロメア長，コピー数多型，miRNAにおけるメチル化やアレルのバリアントなどの遺伝子修飾因子の影響が考えられていますが，原因は確定していません。

11 サーベイランス

近年、研究としてサーベイランスの有効性が検証されているが
エビデンスは十分でない

約11年間の前方視的観察研究を行ったトロントプロトコールでは
以下のことが報告された

- 中央観察期間は32ヶ月で、5年生存率はサーベイランス群88.8%、
  非サーベイランス群59.6%
- 全身MRI検査で発見された腫瘍は11腫瘍(20%)で、偽陽性と偽陰性が
  それぞれ2件　また、腹部超音波検査と血液検査で2件の副腎皮質がん、
  頭部MRI検査で8件の脳腫瘍、身体の診察では8腫瘍、大腸内視鏡検査で
  6腫瘍が発見

Villani A, et al. Lancet Oncol. 2016

- 2016年の米国がん学会は*TP53*の病的バリアント保有者と*TP53*の病的
  バリアントを保有しなくとも古典的なLFSの診断基準を満たす者は
  サーベイランスを受け、生涯継続することを推奨している

Kratz CP, et al. Clin Cancer Res. 2017

　最近，研究としてがんの早期発見を目指したサーベイランスプロトコールの有効性が検証されています。まだエビデンスが十分とは言えませんが，一例として2016年にカナダのトロント小児病院から報告された約11年間の前方視的観察研究の結果の一部を示します。中央観察期間は32カ月で，5年生存率はサーベイランス群88.8％，非サーベイランス群59.6％と有意な差を認めました。

　また全身MRI検査で発見された腫瘍は11腫瘍（20％）で，偽陽性と偽陰性がそれぞれ2件，また，腹部超音波検査と血液検査で2件の副腎皮質がん，頭部MRI検査で8件の脳腫瘍，身体の診察では8腫瘍，大腸内視鏡検査では6腫瘍が発見されました。こうした結果を踏まえて2016年の米国がん学会は*TP53*の病的バリアント保有者と，*TP53*の病的バリアントを保有しなくても古典的なLFSの診断基準を満たす者はサーベイランスを生涯継続することを推奨しています。

12 予防と治療

- LFSの治療方法は現在までのところ確立したものがないが放射線照射療法は可能な限り避けるべきである（相対的禁忌）
- TP53の病的バリアントを保有する乳がん患者は、二次乳がんのリスクの低減と放射線治療の回避を目的に乳腺腫瘍摘出術よりも乳房切除術が推奨される
- 放射線を用いた画像検査は重要な治療方針の決定時のみに限定すべきである
- TP53の病的バリアントを保有する喫煙者は、非喫煙者に比べて肺がんを発症する確率が有意に高い
- かなり限定的ではあるが、化学療法レジメンの発がん性物質影響に対する感受性データを示すものもある。今後の検討が必要である

Schneider K, et al. GeneReviews®. Updated 2013

次に発がんの予防と治療についてです。

最も重要なのは，放射線照射療法は可能な限り避けるべき，ということです。TP53の病的バリアントを保有する乳がんの患者は，二次乳がんのリスクの低減と放射線治療の回避を目的に，乳腺腫瘍摘出術よりも乳房切除術が推奨されています。放射線を用いた画像検査も重要な治療方針の決定する時のみに限定すべきとされています。

またTP53の病的バリアントを保有する者の中で，特に喫煙者は，非喫煙者に比べて肺がんを発症する確率が有意に高いことが報告されています。また喫煙だけでなく，日光や発がん性物質への曝露，過度の飲酒などへの注意も必要です。また，限定的ではありますが，化学療法レジメンの発がん性物質の影響に対する感受性データを示しているものもあり，今後の検討が必要です。

13 遺伝カウンセリング

- 遺伝学的検査を行う前の説明が非常に重要である

- TP53に病的バリアントが認められた場合には、患者および血縁者が遺伝カウンセリングを受けられるよう配慮する

- 2016年の米国がん学会は家族にTP53の病的バリアント保有者がいる場合には、出生後すぐに遺伝学的検査を行い、1ヶ月以内にサーベイランスを行うことを提案している
  しかし、18歳未満に対する遺伝学的検査は未成年者へのインフォームド・コンセントの点や確立した発がんの予防法がないことなどから倫理的配慮を必要とする

- 家族歴のないTP53の病的バリアント保有者の両親は、家族の病気を認識していなかったり、発症が遅かったりする可能性があるため、TP53検査が推奨される

- 新生突然変異の頻度は7-25%と推定されている

Schneider K, et al. GeneReviews®. Updated 2013
Kratz CP, et al. Clin Cancer Res. 2017

最後に遺伝カウンセリングのポイントです。

遺伝学的検査を行う前の説明は非常に重要です。もしTP53遺伝子に病的バリアントが認められた場合には，本人および血縁者が遺伝カウンセリングを受けられるよう，施設内外の連携をとることが大切です。

また2016年の米国がん学会は，家族にTP53の病的バリアント保有者がいる場合，出生後すぐに遺伝学的検査を行い，1カ月以内にサーベイランスを行うことを提案しています。

しかし18歳未満に対する遺伝学的検査は，未成年者へのインフォームド・コンセントの点や，現時点で確立した発がんの予防法がないことなどから，倫理的な配慮を必要とすると考えられます。家族歴のないTP53の病的バリアント保有者の両親は，家族の病気を認識していなかったり，発症が遅かったりする可能性があるため，インフォームド・コンセントの後にTP53検査が推奨されます。LFSにおける新生突然変異の頻度は7～25％と推定されており，遺伝カウンセリングの際に参考にしていただきたいと思います。

文献

1) Malkin D. Li-fraumeni syndrome. Genes Cancer. 2011; 2: 475-84.
2) Li FP, et al. A cancer family syndrome in twenty-four kindreds. Cancer Res. 1988; 48: 5358-62.
3) Gonzalez KD, et al. Beyond Li Fraumeni syndrome: clinical characteristics of families with p53 germline mutations. J Clin Oncol. 2009; 27: 1250-6.
4) Bougeard G, et al. Revisiting Li-Fraumeni syndrome from TP53 mutation carriers. J Clin Oncol. 2015; 33: 2345-52.

5) Schneider K, et al. Li-Fraumeni syndrome. GeneReviews® [Internet]. Seattle (WA): University of Washington, Seattle; 1993-2019. 1999 Jan 19 [updated 2013 Apr 11].
6) Kratz CP, et al. Cancer screening recommendations for individuals with Li-Fraumeni syndrome. Clin Cancer Res. 2017; 23: e38-45.
7) Villani A. Biochemical and imaging surveillance in germline TP53 mutation carriers with Li-Fraumeni syndrome: 11 year follow-up of a prospective observational study. Lancet Oncol. 2016; 17: 1295-305

Ⅱ 疾患編

第9章
遺伝性網膜芽細胞腫
Hereditary retinoblastoma (RB)

[執筆]

鈴木　茂伸

国立がん研究センター中央病院眼腫瘍科 科長

[監修]

菅野　康吉

栃木県立がんセンターがん予防・遺伝カウンセリング科 科長／
国立がん研究センター中央病院遺伝子診療部門／
慶應義塾大学医学部臨床遺伝学センター

1 疾患の歴史

> ▶ 目の病気
> 1809年、Wardropが眼球外浸潤例を報告
> 1864年、Virchowが網膜膠腫として眼内病変を報告
> 1920年代、Verhoeffがretinoblastomaの呼称を提唱

> ▶ 遺伝性網膜芽細胞腫
> 1821年、Lercheが複数のきょうだい発症例を報告
> 1868年、von Graefeが遺伝性を示唆
> 1971年、Knudsonが発症形式から2-hit theoryを提唱
> 1986年、FriendとDryjaが*RB1*遺伝子を同定

疾患の歴史として，目の病気自体と遺伝性を別に示します。

目の病気は，1809年にWardropが眼球外浸潤例を報告し，1864年にVirchowが網膜膠腫として眼内病変を報告しました。その後，腫瘍細胞の検討が重ねられ，1920年代にVerhoeffがretinoblastomaの呼称を提唱しました。

遺伝性網膜芽細胞腫に関して1821年にLercheが複数のきょうだい発症例を報告，1868年にvon Graefeが同一祖先由来の複数家系の報告から，遺伝性を示唆しました。1971年にKnudsonが遺伝形式の解析を行い，2-hit theoryを提唱し，1986年にFriendとDryjaが*RB1*遺伝子を同定しました。

2 疾患の特徴

- （未熟な）網膜細胞に由来する悪性腫瘍
- 約16,000出生に1人、本邦は約80人／年
- 人種差、性差なし
- 片側のみ、両側性、時に三側性がある
- 発見時期：片側性23か月、両側性8か月
  　　　　　5歳までに95％が発見される
- 初発症状：白色瞳孔、斜視など
- 診断：眼底検査 ＋ 画像診断

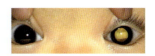

　疾患の特徴を述べます。網膜芽細胞腫は、乳幼児の眼球内に生じる悪性腫瘍です。未熟な網膜細胞に由来する悪性腫瘍であり，約16,000出生に1人の割合で発症し，現在本邦では年間約80人が発症しています。人種差，性差はありません。片眼だけに生じる場合，両眼に生じる場合があり，時に三側性と呼ばれる脳腫瘍を併発する場合があります。

　発見される時期は，片側性の場合は平均23カ月，両側性の場合は8カ月であり，5歳までに95％が発見されています。発見の契機となる症状は，瞳孔が白く見える白色瞳孔や斜視などです。診断は眼底検査と画像診断を組み合わせて行います。病理検査や遺伝子関連検査は必須ではありません。

3 原因遺伝子

◆ 網膜芽細胞腫の原因遺伝子
- *RB1*遺伝子
- (ごく一部で*MYCN*遺伝子の増幅:今回は省略)

▶ *RB1*遺伝子
- 13番染色体長腕(13q14.2)に坐位
- 27エクソンからなる130kbpの遺伝子
- pRB(928アミノ酸残基)をコード
- pRB:E2Fなどの転写因子を介して細胞周期を制御

浸透率:90〜95%
- 未発症変異保有者はまれ
- 眼腫瘍があることにより遺伝性症例の拾い上げ可能

　網膜芽細胞腫の原因遺伝子は*RB1*遺伝子です。ごく一部の片側性症例で*RB1*遺伝子変異がなく，*MYCN*遺伝子の増幅が原因として報告されていますが，本書では省略します。*RB1*遺伝子は13番染色体長腕の13q14.2に坐位する遺伝子で，27のエクソンからなり，130kbpの大きな遺伝子です。

　928アミノ酸残基からなるpRBタンパク質をコードしていますが，これはE2Fなどの転写因子を介して細胞周期を制御しています。この遺伝子変異により，細胞周期の制御ができなくなり発がんすると考えられています。遺伝子変異がある場合の浸透率は90〜95%と高いため，未発症変異保有者はまれです。そのため目の腫瘍があることにより，遺伝性症例を拾い上げることが可能です。

4　遺伝性網膜芽細胞腫

生殖細胞系列*RB1*遺伝子に病的バリアントを有する

◆ **眼球**
- 両側性、多発が多い（複数の細胞で両アリルの変異）
- 遺伝性：両側性の全例と、片側性の1/6

◆ **三側性網膜芽細胞腫**
- 松果体芽腫などの頭蓋内腫瘍

◆ **体の細胞**
- *RB1*遺伝子の関与する腫瘍：二次がん

◆ **生殖細胞**
- 50％で遺伝（病的バリアントを有する*RB1*遺伝子を引き継ぐ）

　遺伝性網膜芽細胞腫の場合，生殖細胞系列の*RB1*遺伝子に病的バリアントを有しています。この状態で細胞機能は正常ですが，もう一方の*RB1*遺伝子に変異を生じた細胞は機能障害を生じます。

　眼球内の網膜では複数の細胞で2-hitを生じることが多く，両側性や多発となります。ただ変異は確率論に基づいて生じるため，単一の細胞にのみ変異を生じる場合があり，実際には両側性の全例と，片側性の1/6が遺伝性です。頭蓋内の松果体などに網膜芽細胞腫類似の腫瘍を生じることがあり，三側性網膜芽細胞腫と呼ばれ，両側性の約3％に生じます。体の細胞でも*RB1*遺伝子の2-hitを生じた場合，その細胞が悪性化することがあり，二次がんと呼ばれています（後述）。生殖細胞では減数分裂により，1/2の確率で子どもに遺伝することになります。

5 治療

> ◆ **眼内初期病変（TNM分類（第8版）T1a相当）**
> ・レーザー、冷凍凝固による局所治療
> ・単独治療で90％程度の局所制御
>
> ◆ **眼内進行期病変（T1b～T2相当）**
> ・化学療法による腫瘍縮小＋局所治療による地固め
> ・眼球温存率：50～80％、生命予後良好
>
> ◆ **緑内障などを合併（T3）**
> ・眼球摘出、病理検査に基づき全身化学療法を追加
> ・生命予後良好
>
> ◆ **眼球外浸潤、転移など（T4）**
> ・眼球摘出、大量化学療法など集学的治療

　目の腫瘍における治療の概要を示します。

　TNM分類（第8版）のT1a相当の眼内初期病変は，レーザーや冷凍凝固による局所治療を行い，90％程度は単独で治癒が期待できます。T1b～T2相当の眼内進行期病変の場合，初期治療として化学療法を行うことで腫瘍を縮小し，その後に局所治療による地固めを行います。複数回の局所治療が必要ですが，眼球温存は50～80％可能で，生命予後は良好です。緑内障などを合併しているT3の場合には，眼球摘出を行うことになります。病理検査に基づき後療法として全身化学療法を行うことがありますが，切除断端陰性の場合の生命予後は良好です。すでに眼球外浸潤や転移を生じているT4の場合には，眼球摘出，大量化学療法など集学的治療を行う必要がありますが，幸い先進国では早期に発見することが多く，稀です。

6 遺伝学的検査とサーベイランス

- 遺伝学的検査に基づくサーベイランスが理想
- *RB1*遺伝子の遺伝子診断：2016年から保険収載
- 一般的には、DNAシークエンス法、MLPA法、FISH法を組み合わせて遺伝学的検査を実施する

- 遺伝学的検査を受けているのはごく一部
- 検査をしなくても両側発症であれば遺伝性確定

- 実際のサーベイランスは、遺伝学的検査の結果や臨床像を踏まえ、個別に対応
- 今後、遺伝学的検査の拡大により変わる可能性

　サーベイランスに関しては，遺伝学的検査に基づいて行うことが理想的です。2016年に*RB1*遺伝子診断が保険収載されています。一般的には，DNAシークエンス法，MLPA法，FISH法を用いて遺伝子診断を行いますが，必要に応じてRNAシークエンスも行います。しかしながら，実際には遺伝学的検査を実施していない施設も多く，検査を受けているのはごく一部に過ぎません。一方で，検査をしなくても両側発症であれば遺伝性であることが確定できます。

　実際のサーベイランスはこれらの状況も踏まえて，個別に対応しているのが現状です。今後は遺伝学的検査の拡大により変わる可能性があります。

7 本人および家族における病的バリアント保有リスク（遺伝学的検査前）

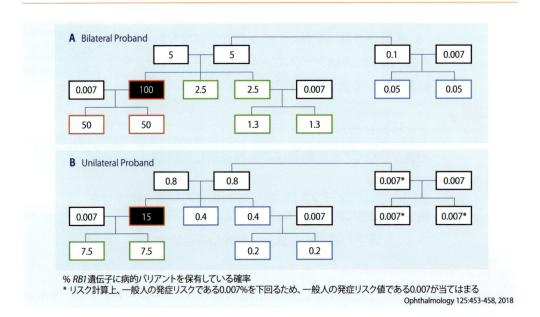

　この図は，網膜芽細胞腫の家族歴がなく，この病気を発症した本人および家族が，RB1遺伝子に病的バリアントを保有している確率についての疫学データを示しています。「家族歴がない」とは黒く塗りつぶした方だけが，網膜芽細胞腫を発症していることを示します。両側性網膜芽細胞腫を発症している本人は，前述のとおり100％の確率でRB1遺伝子に病的バリアントを保有しています。したがって，その子どもは50％の確率で病的バリアントを受け継ぎます。また，きょうだいは2.5％の確率で病的バリアントを保有していると考えられます。未発症で病的バリアントを保有している方はまれですが，低浸透率のバリアントや，体細胞モザイクがある場合もあります。

　片側性網膜芽細胞腫を発症している本人は，15％の確率でRB1遺伝子に病的バリアントを保有しています。遺伝学的検査によって病的バリアントを保有しているかを確認する前の段階では，きょうだいは0.4％の確率で病的バリアントを保有していると考えられます。

　赤枠は網膜芽細胞腫発症ハイリスク，緑枠は中間リスク，青枠は低リスクの方を示していますが，遺伝学的検査実施前は，各リスクに応じたサーベイランスを検討する必要があります。なお，ポピュレーションリスク（一般人の発症リスク）は0.007％です。片側性網膜芽細胞腫を発症している方の，おじ・おば・いとこでは，リスク計算上，一般人発症リスクである0.007％を下回るため，一般人の発症リスク値である0.007％の数字が当てはまります。

8 サーベイランス（二次がん）

▶ **網膜芽細胞腫の二次がん**
- 肉腫の頻度が高い、体のどこにでも発症
- 欧米では皮膚のメラノーマが多い、日本ではまれ
- 放射線治療の照射野内は二次がんの発症率が約3倍
- 二次がん発症率：10年後4.9%、20年後15.8%

▶ **サーベイランス**
- 有効性の示されたスクリーニング検査はない
- 全身MRIによるサーベイランスは研究段階
- 症状に応じた画像検査
- 患者に対する二次がん教育、新規症状に注意

　網膜芽細胞腫に二次がんが生じることはよく知られています。上皮系のがんではなく，肉腫の頻度が高く，体のどこにでも生じます。欧米では皮膚のメラノーマの頻度が高いと言われていますが，日本人ではほとんど生じません。放射線治療を行った場合，照射野内の二次がんの発症率が約3倍に増えます。わが国のデータでは，二次がん発症率は，眼病変治療後10年で4.9%，20年で15.8%です。

　二次がんに関して有効性の示されたスクリーニング検査はありません。全身MRIによるサーベイランスもありますが，研究段階です。実際には症状に応じた局所の画像検査を行うことになります。そのため，患者および家族に対して二次がんの教育を行い，新規症状に注意し，早期に受診することを啓発することが重要です。

文 献

1) Skalet AH, et al. Screening children at risk for retinoblastoma: consensus report from the American association of ophthalmic oncologists and pathologists. Ophthalmology. 2018; 125: 453-58.

Ⅱ 疾患編

第10章
多発性内分泌腫瘍症1型
Multiple endocrine neoplasia type 1
(MEN1)

[執筆]

櫻井 晃洋

札幌医科大学医学部遺伝医学 教授

[監修]

桑田 健

国立がん研究センター東病院病理・臨床検査科 科長/
遺伝子診療部門 部門長

1 MEN1の歴史

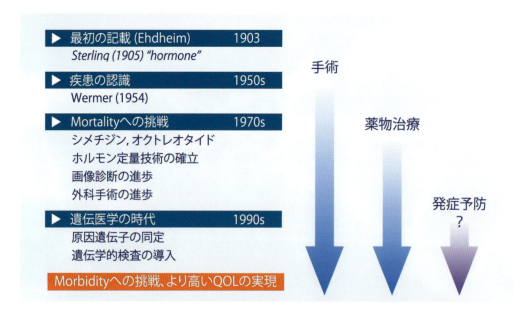

　多発性内分泌腫瘍症1型は，MEN1と呼ばれています。この疾患が初めて報告されたのは，1954年のことです。その後1960年代に，MEN1とMEN2が別の疾患であるということが明らかになりました。1970年代は，新たな薬剤の開発，ホルモンの定量技術の確立，さらに外科手術や画像診断の進歩によって，この疾患の患者さんの生命を救うということに関して，大きな進展が見られた時期です。1997年にMEN1の原因遺伝子が同定されたことにより，それ以降は遺伝学的診断が可能になりました。さらには治療薬や手術手法の進歩により，患者さんのQOLをより改善するという医療の挑戦が続けられてきました。

2 MEN1の関連病変

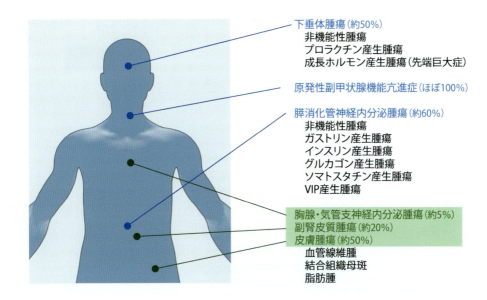

　MEN1の関連病変を示します。ここに青く示している3つの病変が，3大主徴と呼ばれるものです。最も頻度が高いのは，原発性副甲状腺機能亢進症で，患者さんは生涯の間にほぼ100％罹患します。2番目に多いのが，膵消化管神経内分泌腫瘍で約60％の患者さんが発症します。この腫瘍はどのようなホルモンを産生するかによって，臨床症状が大きく変わってきます。3番目は脳下垂体腫瘍で約50％の患者さんに認められます。これもどのようなホルモンを産生するかによって臨床症状が大きく変わってきます。

　これらの疾患の他には，胸腺・気管支神経内分泌腫瘍，副腎皮質腫瘍，皮膚腫瘍などが認められます。

3 MEN1の原因遺伝子：*MEN1*

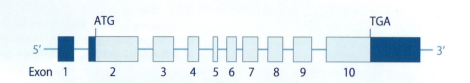

- 11番染色体長腕（11q13.1）に局在
- 10個のエクソンからなる
- 610アミノ酸からなる核タンパク，meninをコードする
- Meninは細胞周期，ゲノム安定性維持，細胞分裂，細胞増殖などにかかわる多くのタンパク質と相互に作用
- MEN1患者の80-90％で機能喪失型の病的バリアントが同定される
- 病的バリアントは遺伝子の全領域に分布する
- 腫瘍細胞では正常アレルが失われている（loss of heterozygosity）
- 病的バリアントと臨床像の相関は認めない

　MEN1の原因遺伝子は疾患名と同じ*MEN1*と名付けられた腫瘍抑制遺伝子で，第11番染色体長腕に局在しており，10個のエクソンから成っています。この遺伝子は610アミノ酸からなるmeninと呼ばれる核タンパクをコードしています。Meninは細胞周期制御，ゲノム安定性維持，細胞分裂，細胞増殖などの調節に関わる多くのタンパク質と相互に作用し，非常に広い機能を発揮していると考えられています。MEN1と臨床的に診断される患者さんの80〜90％で，この遺伝子に病的バリアントが同定されます。他の腫瘍抑制遺伝子と同様に，病気の原因となりうるバリアントは遺伝子の全領域で認められます。

4 MEN1の診断基準

以下のうちいずれかを満たすものをMEN1と診断する

▶ **複数腫瘍**
原発性副甲状腺機能亢進症,膵消化管神経内分泌腫瘍,下垂体腺腫のうち2つ以上を有する

▶ **家族歴**
上記3病変のうち1つを有し,第一度近親者にMEN1と診断された者がいる

▶ **遺伝子**
上記3病変のうち1つを有し,*MEN1*遺伝子の病的バリアントが確認されている

患者の血縁者に対する発症前遺伝子診断で病的バリアントを同定されたがまだいずれの病変も発症していない者は「未発症*MEN1*変異保有者」とよぶ

厚生労働科学研究費補助金　難治性疾患克服研究事業
「多発性内分泌腫瘍症1型および2型の診療実態調査と診断治療指針の作成」班より一部改変

　MEN1の診断基準を示します。これは厚生労働科学研究費補助金による研究班によって示されたものですが,先述の3つの主要病変のうち2つを有する場合,3つのうち1つだけ有し,第一度近親者,すなわち親・きょうだい・子どもにMEN1と診断された者がいる場合,3つの病変のうち1つだけを有し,*MEN1*遺伝子の病的バリアントが確認された場合,このいずれかを満たす場合にMEN1と診断されます。

　また,患者の血縁者に対する発症前遺伝子診断で病的バリアントが認められたものの,まだいずれの病変も発症していない者は「未発症*MEN1*変異保有者」と呼びます。

5 MEN1の主要病変に伴う臨床症状

> ▶ **原発性副甲状腺機能亢進症**
> - 20歳代で約50％，40歳までにほぼ全例が発症
> - 高Ca血症，高PTH血症は比較的軽度の例が多い
> - 臨床症状：消化性潰瘍，尿路結石，骨密度低下，倦怠・精神症状など
>
> ▶ **膵消化管神経内分泌腫瘍**
> - 発症のピークは30-50歳，ただしインスリノーマは半数が30歳以前
> - 臨床症状は産生されるホルモンにより異なる
> - 臨床症状：消化性潰瘍，下痢（ガストリノーマ），低血糖（インスリノーマ），高血糖，低アミノ酸血症，壊死性遊走性紅斑（グルカゴノーマ），水様性下痢・脱水，低K血症（VIPオーマ）
> - 非機能性腫瘍では径2cmを超えると肝転移リスクが上昇
>
> ▶ **下垂体腫瘍**
> - 発症のピークは30-50歳代，成人前の若年発症もみられる
> - 臨床症状は産生されるホルモンにより異なる
> - 臨床症状：無月経，乳汁分泌（プロラクチノーマ），末端肥大，耐糖能異常（先端巨大症），頭痛，視野異常（いずれの腫瘍でも腫瘍径が大きい場合）

　MEN1の主要病変に伴う臨床症状を示します。原発性副甲状腺機能亢進症は，若年発症が特徴で，20歳代で約50％，40歳までにほぼ全例が発症します。高カルシウム血症は比較的軽度の例が多く，自覚症状はあまり示さない場合が多いですが，一方で若年発症を反映して，骨密度の低下は散発例よりも顕著であることが特徴と言えます。

　膵消化管神経内分泌腫瘍は30～50歳程度に発症のピークがありますが，インスリノーマはより若年に発症する傾向があり，日本人のデータでは30歳以前に半数以上の患者さんが発症しています。膵消化管神経内分泌腫瘍の臨床症状は，産生されるホルモンによって異なるので，ここで示すように，ガストリン，インスリン，グルカゴン，VIPといったホルモンの過剰による症状が見られます。

　下垂体腫瘍も発症のピークは30～50歳程度ですが，若年発症もあるので注意が必要です。臨床症状は膵消化管神経内分泌腫瘍と同様で，産生されるホルモンによって異なり，プロラクチン，あるいは成長ホルモン産生腫瘍では，これらのホルモンの過剰による症状が現れます。また腫瘍が大きくなると，頭痛や視野異常という症状が見られます。

6 MEN1遺伝学的検査の対象

- ◆ MEN1の臨床診断基準を満たす（複数のMEN1関連腫瘍を有する）
- ◆ MEN1を疑う所見がある
  - ・40歳以前の多発性副甲状腺腺腫
  - ・副甲状腺機能亢進症の再発
  - ・ガストリノーマ
  - ・若年（20-30歳前）のインスリノーマ
  - ・年齢を問わない多発性膵神経内分泌腫瘍
- ◆ 非典型的な所見がある
  - ・副甲状腺機能亢進症と副腎腫瘍の合併
- ◆ 疑わしい家族歴がある
  - ・MEN1関連病変の家族歴
  - ・難治性潰瘍, 尿路結石, 頸部手術,「脳腫瘍」,「膵がん」

Thakker RV et al. J Clin Endocrinol Metab. 97: 2990-3011, 2012.
朱字：「多発性内分泌腫瘍症1型および2型の診療実態調査と診断治療指針の作成」班が追加

　1つのホルモン産生腫瘍が見られた場合，MEN1が背景にあるかどうかを遺伝学的に診断することが重要になってきます。どのような患者さんに対して遺伝学的検査を検討すべきか，という点について，2012年にThakkerらが報告したガイドラインで推奨しているリストを図に抜粋して示します。

　まずはMEN1の診断基準を満たす場合です。それ以外には単発の腫瘍であっても，「若年発症である」「再発性である」「多発性である」といった場合にMEN1が疑われます。ガストリノーマの場合には，25％がMEN1を背景に有すると言われており，単独で遺伝学的検査の対象とされています。図中赤字で示したものは，厚生労働科学研究費補助金による研究班が追加した項目ですが，若年性のインスリノーマも単独でMEN1を疑う要件と考えています。

7 MEN1：原発性副甲状腺機能亢進症の治療方針

> **MEN1**　全腺を同定，摘出し，一部を前腕に自家移植

- 軽症例ほど副甲状腺は小さく見つけにくい
- 軽症・早期例の手術適応は悩ましい
- 手術を考慮する条件
    - 高Ca血症（正常上限+1mg/dL 以上）
    - 消化性潰瘍
    - 尿路結石
    - 骨密度低下
    - 比較的若年（50歳以下）
- 高頻度に過剰腺や異所性腺を認めるためシンチは必須

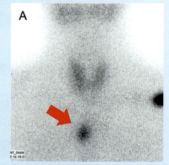

Wang G et al. JCEM 98: 2218, 2013.

　MEN1のそれぞれの病変に対しての治療方針を示します。
　原発性副甲状腺機能亢進症についてです。非遺伝性の場合には，通常1腺が腫大するため腫大腺のみを摘出しますが，MEN1の場合には全腺を同定・摘出し，一部を前腕に自家移植するのが標準的となっています。この時に注意すべき点としては，MEN1では右の写真に示すように，しばしば過剰腺や異所性腺が認められますので，こうした病変の存在がないかどうかを，必ずシンチグラフィーで確認することが必要だということです。若年齢に対する治療が有効ですが，若年齢の場合には，副甲状腺自体が小さく見つけにくいという手術上の難しさがあるため，手術適応にしばしば悩むこととなります。

8 MEN1:膵消化管神経内分泌腫瘍の治療方針

- 一般的に，MEN1の外科治療は散発例と同様．機能性腫瘍は手術適応
- MEN1の特殊性は腫瘍が多発する点にある．多発例に対する手術の有用性はいまだ議論の余地がある
- 多発例の手術の決断は複雑．機能性腫瘍の手術に際しては事前に腫瘍局在を明らかにする．以下の状況で手術が考慮される
  - 薬剤治療に反応しない機能性腫瘍
  - 腫瘍径が1-2 cm以上
  - 6-12か月間に比較的急速に増大
- 手術前に超音波内視鏡による検索を推奨
- MEN1の転移性腫瘍はしばしば非MEN1例に比べて増殖が遅い
  非機能性で経過が緩徐な例では経過観察も考慮できる
- MEN1は全例内分泌専門医に相談すべき

- 極力膵全摘は回避する
- 小さい非機能性腫瘍は経過観察
- 機能性腫瘍の局在診断に選択的動脈内Ca刺激試験が必須

　膵消化管神経内分泌腫瘍に対しての治療ですが，基本的には散発例と同様で，機能性腫瘍に対しては手術適応になります．非機能性腫瘍の手術適応は非常に議論のあるところです．一つは多発性というMEN1の特徴があるためです．多発例による手術の有用性に対しては，まだ議論の余地があり，基本的には2cm以上の大きなものに対しては手術適応ですが，それ以下の場合は，増大傾向があれば手術適応となります．増大傾向が見られない場合には，経過観察が選択され，特に1cm以下の場合には基本的に経過観察が推奨されています．

9 MEN1: その他病変の治療方針

> ▶ **下垂体腫瘍**
> - 基本的には非MEN1例と同様
> - 機能性腫瘍は経蝶形骨洞下垂体腫瘍摘出術
>   プロラクチノーマに対してはドパミン作動薬が第一選択
> - 非機能性のミクロアデノーマは経過観察
>
> ▶ **胸腺神経内分泌腫瘍**
> - 頻度は低いが悪性度が高い（10年生存率30%）
> - 発見次第切除術を施行する
>
> ▶ **副腎皮質腫瘍**
> - ほとんどは非機能性で増殖傾向に乏しい
> - 経過観察のみでよい場合がほとんど
> - 機能性腫瘍の場合は，標準的な外科手術
>
> ▶ **皮膚腫瘍**
> - 悪性化せず，増殖も緩徐
> - 整容性の問題を生じた場合は適宜切除

　その他の病変の治療方針ですが，これらも基本的には散発例と同様です．下垂体腫瘍に対しては，ホルモン産生腫瘍は，経蝶形骨洞下垂体腫瘍摘出術が行われますが，プロラクチノーマに対しては，ドパミン作動薬が第一選択となります．また，胸腺神経内分泌腫瘍は，発症頻度は5%程度と高くありませんが，非常に悪性度が高く，10年生存率も低いのが現状ということもあり，発見次第切除術を施行する必要があります．副腎皮質腫瘍は，ほとんどは非機能性で増殖は認められないため，多くは経過観察のみが行われます．また皮膚腫瘍も悪性化することはありませんが，顔面等に発生した場合には，整容性の問題で治療が検討されます．

10 MEN1のサーベイランス

▶ 副甲状腺	
発症前	8歳から血中Ca, intact PTHを年1回
術後	血中Ca, intact PTHを術後3年までは6か月ごと，その後は年1回

▶ 膵消化管	
発症前	5歳から空腹時血糖，インスリン，20歳からガストリンを年1回 10歳から腹部MRI/CTを2〜3年ごと
術後	機能性腫瘍の場合，当該ホルモンを術後3年までは6か月ごと，その後は年1回 腹部MRI/CT を 1〜2年ごと

▶ 下垂体	
発症前	5歳からプロラクチン，IGF-1を年1回 MRIを3〜5年ごと（有用性に関するエビデンスなし）
術後	機能性腫瘍の場合，当該ホルモンを術後3年までは6か月ごと，その後は年1回 術後MRI経過観察の有用性は明らかでない

多発性内分泌腫瘍症診療ガイドブック(2013)

　最後にサーベイランスについて示します。それぞれの病変については，発症前診断によって，MEN1と診断されたがまだ発症していない方，すなわち未発症変異保有者の定期検査と，すでに発症して治療を受けた方のその後の定期検査について，図に示すようにガイドラインで推奨されています。発症前については，副甲状腺では8歳，膵消化管・下垂体では5歳と示されていますが，最近この開始年齢はもう少し遅くてもよいのではないか，と提案をしている報告もあり，今後検討が進められていくものと考えます。

文献

1) 平成22，23年度厚生労働科学研究費補助金難治性疾患克服研究事業「多発性内分泌腫瘍症1型および2型の診療実態調査と診断治療指針の作成」研究班．
2) Thakker RV, et al.; Endocrine Society. Clinical practice guidelines for multiple endocrine neoplasia type 1 (MEN1). J Clin Endocrinol Metab. 2012; 97: 2990-3011.
3) Wang G, et al. A case of primary hyperparathyroidism due to ectopic parathyroid adenoma in the thymus, accompanied with vitamin D deficiency. J Clin Endocrinol Metab. 2013; 98: 2218-22.
4) 多発性内分泌腫瘍症診療ガイドブック編集委員会編．多発性内分泌腫瘍症診療ガイドブック．金原出版．2013.

Ⅱ 疾患編

第11章
多発性内分泌腫瘍症2型
Multiple endocrine neoplasia type 2
(MEN2)

[執筆]

内野　眞也

医療法人野口記念会 野口病院 副院長・統括外科 部長

[監修]

桑田　健

国立がん研究センター東病院病理・臨床検査科 科長／
遺伝子診療部門 部門長

1 MEN2の歴史

年	出来事
1932	EisenbergとWallersteinが甲状腺乳頭がんと褐色細胞腫が同時に発症した症例を報告
1961	Sippleが両側褐色細胞腫に甲状腺濾胞がんと副甲状腺腫の33歳男性の剖検例を報告
1968	SteinerらがMEN type 2と命名
1985	TakahashiらがRET遺伝子を発見
1993	MulliganらとDonis-Kellerらが原因遺伝子がRET遺伝子であることを報告
1994	Wells JrらがRET遺伝子診断に基づく小児の予防的甲状腺全摘を報告
2001	BrandiらがMEN1とMEN2の診断と治療に関する国際ガイドラインを発表
2003	（日本）患者会「むくろじの会」発足
2008	（日本）MENコンソーシアム設立
	（日本）RET遺伝学的検査の先進医療認可
2009	米国甲状腺学会が甲状腺髄様がんの管理ガイドラインを発表
2015	米国甲状腺学会が甲状腺髄様がんの管理ガイドラインを改定
2016	（日本）RET遺伝学的検査の保険収載

　多発性内分泌腫瘍2型はMEN2と呼ばれています。MEN2と思われる症例は1932年に初めて報告されています。その後1961年にSippleが両側褐色細胞腫と甲状腺がん，副甲状腺腫の合併を報告したことから，しばらくSipple症候群と呼ばれていましたが，1968年にSteinerらがMEN type2と命名し，現在に至っています。

　RET遺伝子はTakahashiらにより1985年に単離されていましたが，MEN2の原因遺伝子がRET遺伝子であると判明したのが1993年です。その後RET遺伝子診断に基づく研究が熱心に行われ，国際ガイドラインや米国甲状腺学会ガイドラインが発表されています。本邦では2003年に患者会が発足し，2008年にMENコンソーシアムが設立され，日本のMENのデータの集積が始まりました。RET遺伝学的検査は先進医療を経て，2016年に保険収載となりました。

2 MEN2（Multiple Endocrine Neoplasia type 2）

- 遺伝形式：常染色体優性遺伝
- 原因遺伝子：*RET*がん遺伝子（染色体10q11.2）
- MEN2の98％以上において、*RET*遺伝子内に病的バリアントが認められる
- 病的バリアントは病型ごとに特定の部位に集中している

臨床病型

MEN2A	MEN2B	FMTC
・甲状腺髄様がん ・褐色細胞腫 ・副甲状腺機能亢進症	・甲状腺髄様がん ・褐色細胞腫 舌口唇粘膜神経腫 マルファン様体型 四肢過伸展 巨大結腸症 角膜神経肥厚	・甲状腺髄様がん FMTC； Familial Medullary Thyroid Carcinoma 家族性甲状腺髄様がん

　MEN2は常染色体優性遺伝性疾患であり、原因遺伝子は染色体10番長腕に位置する*RET*がん遺伝子です。MEN2の98％以上において、*RET*遺伝子内に病的バリアントが存在することが認められ、病型によって病的バリアントは特定の部位に集中しています。

　臨床病型は3つのタイプに分かれます。MEN2Aは甲状腺髄様がん、褐色細胞腫、副甲状腺機能亢進症を発症します。MEN2Bは甲状腺髄様がん、褐色細胞腫を発症し、副甲状腺機能亢進症は起こしません。身体的特徴として舌口唇の粘膜神経腫、マルファン様体型、四肢過伸展、巨大結腸症、角膜神経肥厚などが見られます。FMTCは家系内に甲状腺髄様がんのみが見られるタイプであり、家族性甲状腺髄様がんを意味しますが、FMTCはMEN2Aの褐色細胞腫と副甲状腺機能亢進症の浸透率の低い亜型と考えられています。

3 甲状腺髄様がん

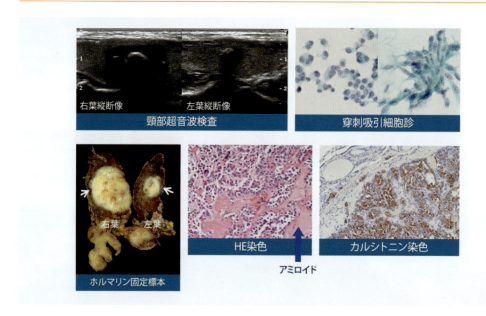

　甲状腺髄様がんは神経内分泌腫瘍の一つです。他の甲状腺がんが全て濾胞細胞由来であるのに対し，髄様がんだけは傍濾胞細胞（C細胞）由来の悪性腫瘍です。髄様がんの頻度は，全甲状腺がんの約1.5％と比較的稀です。髄様がんはカルシトニンとCEAを分泌するため，血清中の腫瘍マーカーとしてカルシトニンとCEAが有用です。

　診断は頸部超音波検査と穿刺吸引細胞診により行います。図の超音波画像では甲状腺内に低エコーの腫瘍を認め，内部にボタン雪状石灰化が認められています。穿刺吸引細胞診では，髄様がんに特徴的な形質細胞に似た類円形細胞や紡錘形の細胞を認め，粗大顆粒状クロマチンも特徴的所見です。通常C細胞は甲状腺上極側約1/3周辺に存在しているため，髄様がんは上極側を中心に発生します。

　遺伝性では髄様がんが両葉多発性に発生することが多く，散発性は片葉性，単発性に多く見られます。病理組織像では，充実性，島状，索状構造を示し，間質にはアミロイドが沈着しています。免疫染色では，カルシトニン染色，CEA染色，コンゴレッド染色などで陽性となります。

4 甲状腺髄様がんにおける遺伝性と散発性の内訳

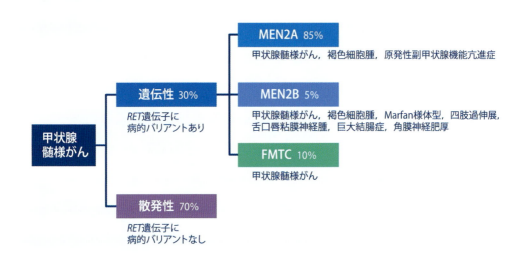

　甲状腺髄様がんにおける遺伝性と散発性の内訳です。全髄様がんの約30％が*RET*遺伝子に病的バリアントを認め，遺伝性すなわちMEN2です。一方，残りの髄様がんの約70％は*RET*遺伝子に病的バリアントを認めない散発性です。遺伝性のうち85％がMEN2A，5％がMEN2B，10％がFMTCです。MEN2では甲状腺髄様がんの生涯浸透率が100％に近いため，髄様がんからみたMEN2の各病型の頻度が参考になります。

5 MEN2に発生する疾病と生涯浸透率

病変	浸透率		
	MEN2A	MEN2B	FMTC
甲状腺髄様がん	100%	100%	100%
褐色細胞腫	60%	70%	稀
副甲状腺機能亢進症	10%	0%	稀
舌口唇粘膜神経腫	0%	100%	0%
マルファン様体型	0%	80%	0%

　MEN2に発生する疾病と生涯浸透率を示します。甲状腺髄様がんは，いずれの病型でもほぼ100％です。褐色細胞腫はMEN2AとMEN2Bで，それぞれ60％，70％と比較的高率です。副甲状腺機能亢進症に関してはMEN2Aの中の約10％に見られます。MEN2Bでは舌口唇粘膜神経腫がほぼ全例に認められ，マルファン様体型も特徴的です。FMTCでは甲状腺髄様がんのみが見られるものですが，稀に褐色細胞腫や副甲状腺機能亢進症が発症した症例が報告されています。

6 MEN2の診断基準

> **1) 以下のうちいずれかを満たすものをMEN2（MEN2AまたはMEN2B）と診断する**
> ① 甲状腺髄様がんと褐色細胞腫を有する（複数病変）
> ② 上記2病変のいずれかを有し，第一度近親者にMEN2と診断された者がいる（家族歴）
> ③ 上記2病変のいずれかを有し，*RET*遺伝子に病的バリアントが確認されている（遺伝子）
>
> **2) 以下を満たすものをFMTCと診断する**
> 家系内に甲状腺髄様がんを有し，かつ甲状腺髄様がん以外のMEN2関連病変を有さない患者が複数いる
>
> 注：1名の患者の臨床像をもとにFMTCの診断はできない。MEN2Aにおける甲状腺髄様がん以外の病変の浸透率が100%でないため，血縁者数が少ない場合には，MEN2AとFMTCの厳密な区別は不可能である。MEN2Bは身体的な特徴からMEN2AやFMTCと区別できる

患者の血縁者に対する発症前遺伝子診断で*RET*に病的バリアントが同定されたが，まだいずれの病変も発症していない者を「**未発症*RET*病的バリアントキャリア（未発症*RET*病的バリアント保有者）**」と呼ぶ

厚生労働省科学研究費補助金　難治性疾患克服研究事業
「多発性内分泌腫瘍症1型および2型の診療実態調査と診断治療指針の作成」班より一部改変

MEN2の診断基準です。
① 甲状腺髄様がんと褐色細胞腫を有する，つまり複数病変を有している場合，
② どちらかの病変を有しており，第一度近親者にMEN2と診断された者がいる，つまり家族歴のある場合，
③ どちらかの病変を有しており，*RET*遺伝子に病的バリアントが認められた場合，
となっています。ここではFMTCの診断基準も記載されています。未発症*RET*病的バリアント保有者とは，血縁者において発症前遺伝子診断で，*RET*遺伝子に病的バリアントが同定されたが，まだいずれの病変も発症していない者を言います。

7 甲状腺髄様がん診断治療に関するアルゴリズム

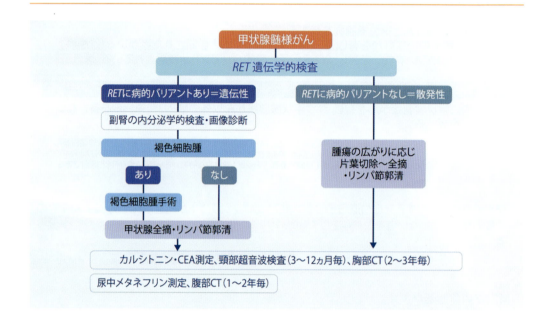

　甲状腺髄様がん診断治療のアルゴリズムを示します。穿刺吸引細胞診とカルシトニン上昇により，甲状腺髄様がんの診断がなされれば，まずRET遺伝学的検査を行い，髄様がんが遺伝性か散発性かを判別します。RETに病的バリアントが存在する場合は，遺伝性すなわちMEN2ですので，副腎の内分泌学的検査や画像診断を行い，褐色細胞腫の有無を診断します。褐色細胞腫が存在する場合は，髄様がんよりも褐色細胞腫の手術を優先します。

　遺伝性髄様がんの手術では，甲状腺全摘が必要になります。また頸部リンパ節郭清の範囲は，リンパ節腫大の有無や，術前のカルシトニン値を参考に決定します。一方，RETに病的バリアントのない散発性の場合は，髄様がんの広がりに応じて片葉切除から全摘までを選択し，リンパ節を郭清します。

　術後のサーベイランスですが，髄様がんに関しては，術後のカルシトニン値が正常化しているかにもよりますが，3～12カ月毎にカルシトニン値とCEAを測定し，少なくとも年に1回の頸部超音波検査，2～3年に1回胸部CTを行います。褐色細胞腫に関しては1～2年毎の尿中メタネフリン測定と腹部CTでフォローしていきます。

8 *RET*遺伝子における病的バリアント存在部位は臨床病型と強く関連

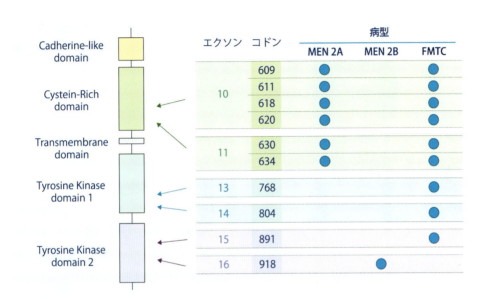

　*RET*遺伝子における病的バリアント存在部位は臨床病型と強く関連しています。*RET*遺伝子のエクソン10と11は細胞外ドメインをコードしており，エクソン13〜16は細胞内ドメインをコードしています。MEN2Aは細胞外ドメインの変異であり，コドン609，611，618，620，630，634に病的バリアントが認められ，特にコドン634はMEN2の中で最も多い病的バリアントです。MEN2Bではエクソン16，コドン918に病的バリアントが集中しています。FMTCではMEN2Aに見られる細胞外ドメインの病的バリアント以外に，細胞内ドメインのエクソン13，14，15のコドン768，804，891に病的バリアントが認められます。

9 *RET*病的バリアントによるRETタンパクの変化

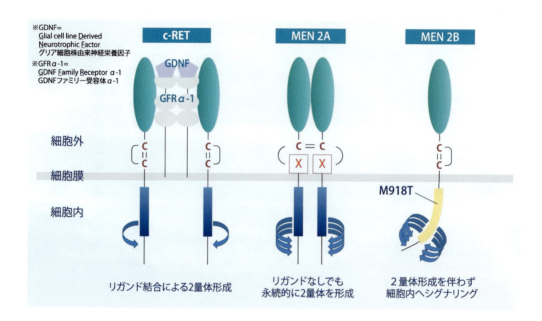

　*RET*遺伝子の配列が変化することにより，RETタンパクがどのような変化を起こすのかを図に示しました。正常のRETタンパクはチロシンキナーゼ受容体タンパクであり，リガンドであるグリア細胞由来神経栄養因子（GDNF）やGDNFファミリー受容体α-1と結合することにより，2量体を形成して，はじめて細胞内にシグナル伝達が行われる仕組みとなっています。

　しかしMEN2Aでは細胞外ドメインのシステイン残基が他のアミノ酸に置き換わっているため，近傍の分子のシステイン残基同士が二重結合を形成して，RETタンパクはリガンドの結合がなくても常時2量体を形成します。こうして，細胞内チロシン残基が活性化し，細胞内シグナルの活性化が継続的に起こり，MEN2Aの腫瘍が発生すると考えられています。

　またMEN2Bでは，細胞内のチロシンキナーゼドメイン内に位置するコドン918が他のアミノ酸に置き換わることにより，2量体を形成することなく，細胞内へのシグナル伝達が非常に強く活性化され，その結果MEN2Bが発症すると考えられています。

10 *RET*遺伝子の病的バリアント存在部位とATA リスクレベル・構成疾患の頻度

RET mutation	Exon	髄様がんリスクレベル	褐色細胞腫	副甲状腺機能亢進症	アミロイド苔癬	ヒルシュスプルング病	病型
G533C	8	MOD	+	-	No	No	MEN2A/FMTC
C609F/G/R/S/Y	10	MOD	+/++	+	No	Yes	MEN2A/FMTC
C611F/G/S/Y/W	10	MOD	+/++	+	No	Yes	MEN2A/FMTC
C618F/R/S	10	MOD	+/++	+	No	Yes	MEN2A/FMTC
C620G/R/S	10	MOD	+/++	+	No	Yes	MEN2A/FMTC
C630R/Y	11	MOD	+/++	+	No	No	MEN2A/FMTC
D631Y	11	MOD	+++	-	No	No	MEN2A/FMTC
C634F/G/R/S/W/Y	11	H	+++	++	Yes	No	MEN2A/FMTC
K666E	11	MOD	+	-	No	No	MEN2A/FMTC
E768D	13	MOD	-	-	No	No	MEN2A/FMTC
L790F	13	MOD	+	-	No	No	MEN2A/FMTC
V804L	14	MOD	+	-	No	No	MEN2A/FMTC
V804M	14	MOD	+	-	Yes	No	MEN2A/FMTC
A883F	15	H	+++	-	No	No	MEN2B
S891A	15	MOD	+	+	No	No	MEN2A/FMTC
R912P	16	MOD	-	-	No	No	MEN2A/FMTC
M918T	16	HST	+++	-	No	No	MEN2B

※MOD, moderate; H, high; HST, highest　　※+,〜10%; ++,〜20-30%; +++,〜50%

Wells SA Jr, et al. American Thyroid Association Guidelines Task Force on Medullary Thyroid Carcinoma. Thyroid. 2015; 25: 567-610.より改変

　表は，2015年に米国甲状腺学会（ATA）から発表された髄様がんの管理ガイドラインにおける*RET*変異部位とATAリスクレベル，構成疾患頻度の表を改変したものです。この表には比較的稀な病的バリアントも載っています。

　甲状腺髄様がんのリスクレベルで最も悪性度が高いものがレベルHST（highest risk）であり，コドン918の病的バリアントです。ATAにおいて，このレベルでは1歳あるいは生後1カ月以内の甲状腺全摘が奨められています。次がレベルH（high risk）であり，5歳までに全摘が奨められています。その他の病的バリアントは最もマイルドなレベルMOD（moderate risk）であり，これは血清カルシトニンレベルが上昇した場合，全摘を行うことが奨められています。皮膚アミロイド苔癬はコドン634と804に，ヒルシュスプルング病の合併はコドン609から620の間に病的バリアントがある場合に認められています。

11 EUROMEN study groupによる20歳未満のコドン634変異を有する小児207例の解析

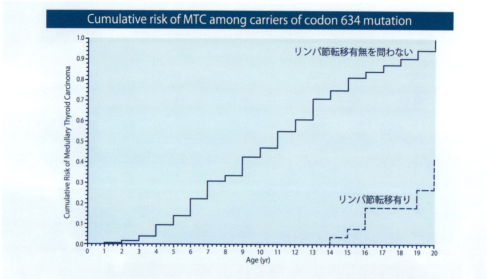

Machens A. et al. for the EUROMEN study group. N Engl J Med 2003; 349, 1517-25

　図はMEN2Aの中で最も多く見られる，コドン634に病的バリアントを有する小児，207例を手術した欧州のデータから算出された，髄様がんの累積発症リスクです。横軸が年齢で，縦軸が累積発症リスクです。これによると5歳での髄様がん発症リスクは10％，10歳で50％，15歳で80％を超えています。成人前には髄様がんが全て発症することになっています。リンパ節転移は14歳から認められています。リンパ節転移を起こしてから手術を行うと，術後のカルシトニン値は正常化しない，すなわち，がんの遺残や再発が起こりえます。

　コドン634に病的バリアントを有する小児の遺伝カウンセリングにおいて，遺伝学的検査の時期や手術時期の相談を行う際は，この図がとても参考になります。

12　MEN2のサーベイランス

MEN2関連病変の発症率は*RET*の病的バリアント部位によって異なる
→　遺伝学的検査の結果を勘案して検査のプランを考える

▶ 甲状腺		
	発症前	頸部超音波検査とカルシトニン誘発刺激試験を年1回 未発症変異保有者であることが判明した時点から開始（幼少時期から開始が推奨）
	術後	カルシトニン、CEAの測定、頸部超音波検査を少なくとも年1回 生化学再発の場合は、3〜6か月ごとの定期的検査を
▶ 副腎		
	発症前	尿中もしくは血中遊離メタネフリン測定と、CTあるいはMRIによる画像診断を年1回 （欧米の場合）　コドン634に病的バリアントが認められた場合は8歳〜 　　　　　　　　その他のMEN2Aは20歳ごろ〜 FMTCでも20歳ごろから考慮
	術後	尿中もしくは血中遊離メタネフリン測定を年1回、CTあるいはMRIによる画像診断を1-2年に1回
▶ 副甲状腺		
	発症前	アルブミン補正血清カルシウム、インタクトPTH濃度の測定： コドン634の場合は8歳〜、年1回 その他の病的バリアントでは20歳頃〜、2-3年に1回 高値が認められれば画像診断。家族歴も考慮する
	術後	アルブミン補正血清カルシウム、インタクトPTH濃度の測定を年1回

多発性内分泌腫瘍症診療ガイドブック（2013）

　サーベイランスについて示します。それぞれの病変については，発症前診断によって，まだ発症していないがMEN2と診断された方（すなわち未発症変異保有者）の定期検査と，すでに発症して治療を受けた方のその後の定期検査について，『多発性内分泌腫瘍症診療ガイドブック』で示してあります。

　未発症変異保有者の甲状腺サーベイランスについては，頸部超音波検査とカルシトニン誘発刺激試験を年1回行います。副腎サーベイランスについては，日本では現在，24時間蓄尿による尿中メタネフリン測定により行われていますが，今後，より簡便で精度の高い血中遊離メタネフリン測定の導入が期待されているところです。

13 甲状腺髄様がんに対する*RET*遺伝学的検査の保険適用・自費診療の区別

No.	発端者／血縁者	臨床検査*	臨床診断	保険適用／自費診療
A	髄様がん発端者	済	既発症	保険適用
B-1	病的バリアントがすでに確定している家系の血縁者	済	既発症	保険適用
B-2		済	未発症	自費診療
B-3		未施行	無症状かつ発症の有無は不明	自費診療

*頸部超音波検査、穿刺吸引細胞診、血清カルシトニン（＋CEA）測定

A 家系内で最初に臨床的に甲状腺髄様がんと診断された患者（発端者）に対しては、保険適用である。

B-1 病的バリアントがすでに確定している家系の血縁者で、臨床的に髄様がんと診断された患者に対しては、保険適用である。この場合、家系内で判明している変異箇所のみを解析する、「シングルサイト」検査を行うことも可能である。

B-2 病的バリアントがすでに確定している家系の血縁者で、臨床的に髄様がんを発症していない場合は、自費診療である。

B-3 病的バリアントがすでに確定している家系の血縁者で、臨床検査が未施行で、無症状かつ臨床的に甲状腺髄様がんの発症の有無が不明な場合は、自費診療である。

　*RET*遺伝学的検査が保険適用になっていますが，対象疾患は甲状腺髄様がんに限られているということに注意が必要です．髄様がん発端者や病的バリアントがすでに確定している家系の血縁者で，髄様がんが既発症の場合は，*RET*遺伝学的検査は保険適用となります．しかし血縁者で髄様がんが未発症の場合や，無症状で発症の有無がまだわかっていない場合は，その時点では患者ではないため，保険診療の対象とならず，*RET*遺伝学的検査は自費診療となります．

文献

1) 厚生労働科学研究費補助金難治性疾患克服研究事業「多発性内分泌腫瘍症1型および2型の診療実態調査と診断治療指針の作成」研究班．
2) Wells SA Jr, et al. American Thyroid Association guidelines task force on medullary thyroid carcinoma. Revised American Thyroid Association guidelines for the management of medullary thyroid carcinoma. Thyroid. 2015; 25: 567-610.
3) Machens A, et al. European Multiple Endocrine Neoplasia (EUROMEN) Study Group. Early malignant progression of hereditary medullary thyroid cancer. N Engl J Med. 2003; 349: 1517-25.
4) 多発性内分泌腫瘍症診療ガイドブック編集委員会編．多発性内分泌腫瘍症診療ガイドブック．金原出版．2013．

Ⅱ 疾患編

第12章
フォン・ヒッペル・リンドウ病
von Hippel-Lindau disease
（VHL病）

［執筆］

矢尾　正祐
横浜市立大学医学部泌尿器科 主任教授

［監修］

赤木　究
埼玉県立がんセンター腫瘍診断・予防科 科長兼部長

1 VHL病（症候群）

- 遺伝形式：常染色体優性遺伝
- 原因遺伝子：*VHL*（染色体 3p25.3）
- 発症頻度：1人/出生 36,000〜45,000
- 浸透率：ほぼ100%
- 主要病変：網膜血管腫，中枢神経系の血管芽腫，腎がん，褐色細胞腫，膵・腎の囊胞，精巣上体囊胞腺腫など
- 病変の特徴：血管が豊富，のう胞を伴う

◆ 病型分類　家系内で発症した腫瘍の種類により分類

病型	褐色細胞腫	網膜血管腫	中枢神経系血管芽腫	腎がん
1型	−	+	+	+
2A型	+	+	+	−
2B型	+	+	+	+
2C型	+	−	−	−

　フォン・ヒッペル・リンドウ病（VHL病）は常染色体優性遺伝性の腫瘍症候群で，原因遺伝子である*VHL*がん抑制遺伝子は，ヒト染色体3番短腕上に同定されています。発症頻度は欧米の疫学解析では，4万人に1人程度と推定されています。疾患の浸透率は，ほぼ100％で，患者は一生の間に何らかの関連病変を発症します。

　発症する腫瘍の特徴としては，血管が豊富であること，またしばしばのう胞を伴います。臨床的病型分類では，褐色細胞腫を発症しない家系を1型，発症する家系を2型とします。1型はVHL病全体の約80％を占めます。2型は腎がんの有無，網膜血管腫，中枢神経系血管芽腫の有無でA・B・Cと細分化されます。

2 歴史

19世紀末から20世紀初頭
Eugen von Hippel（ドイツ，眼科医）が網膜多発血管腫症例を報告

1926
Arvid Lindau（スウェーデン，病理医）が網膜・中枢神経系の血管腫，内臓腫瘍症例を報告

Melmon ら（1964），Lamiell ら（1989）が疾患病態を整理

1988
Seizinger らが染色体3番短腕に連鎖を報告

1993
VHL がん抑制遺伝子が米国NCIを中心としたグループにより単離される

1999以降
VHLタンパク質の機能解析が進む
⇒ VHLタンパク質は低酸素誘導性因子（hypoxia-inducible factor, HIF）を制御

2008以降
VHL/HIF/VEGF 経路を標的とした薬物が淡明細胞腎がんの治療薬として本邦でも認可

　今から100年以上前に，ドイツの眼科医であるvon Hippelが，網膜の多発血管腫症例を報告しました。その後，スウェーデンの病理医であるLindauが網膜・中枢神経の血管腫，内臓病変合併症例を報告しています。さらにMelmon，Lamiellらが疾患病態の整理を行いました。

　1988年に，家系の連鎖解析から遺伝子局在が推定され，5年後に，米国NCIを中心としたグループによって原因遺伝子が同定されました。その後，遺伝子産物の機能解析が進められ，転写因子であるHIFの分解制御に関与することが明らかとなり，さらにVHL/HIF/VEGF経路を標的とした血管新生阻害薬が開発され，現在，進行性腎がんの治療薬として認可されています。

3 VHLタンパク質の機能と腫瘍の発症機構

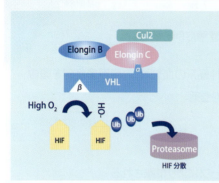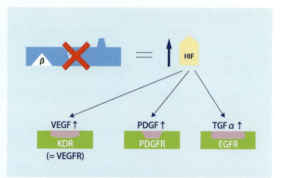

フォン・ヒッペル・リンドウ（VHL）病診療ガイドライン2014年版 図2-1,2より転載
〈http://www.kochi-ms.ac.jp/~hs_urol/old/htm/topics/vhl-guide/vhl-guide.htm〉

VHLタンパク質複合体は酸素が十分な状態では，低酸素誘導性因子
（hypoxia-inducible factor, HIF）alpha subunit をユビキチン化し分解へ誘導する

VHLが壊れるとHIFの分解ができず，その下流の本来低酸素状態で発現される
多数の遺伝子群（VEGF, PDGF, etc.をコード）の発現亢進が起こり，
これが腫瘍化の引き金になると考えられる

　VHLタンパク質はElongin C，Elongin Bなどとともに，E3ユビキチンリガーゼ複合体を形成します。この複合体は，正常酸素圧状態では，低酸素誘導性因子（HIF）alphaをユビキチン化し，分解へ誘導していきます。一方VHLタンパク質が壊れた状態では，HIFの分解ができず，その下流の本来低酸素状態で発現が増加するVEGF，PDGF，TGFαなどの発現亢進が起こり，これが腫瘍化の引き金になっていると考えられています。

4 臨床診断基準

▶ **VHL病の家族歴がある場合（第一度近親者がVHL病）**
　以下の一病変以上を発症
　　中枢神経血管芽腫，網膜血管腫，腎細胞がん，褐色細胞腫
　　膵病変（嚢胞、神経内分泌腫瘍），精巣上体嚢胞腺腫

▶ **VHL病の家族歴がない場合***
　1）中枢神経血管芽腫/網膜血管腫を二ケ所以上発症
　2）1）の一病変と以下の一病変を合併
　　　腎細胞がん，褐色細胞腫，膵病変（嚢胞，神経内分泌腫瘍）
　　　精巣上体嚢胞腺腫，内耳リンパ嚢腫
　3）上記の一病変と遺伝学的検査で*VHL*遺伝子に病的バリアントを認める**

*VHL病では新生突然変異（new mutation/ de novo mutation）での発症が20％程度にみられる
**本邦では*VHL*遺伝学的検査は保険収載されていない

　診断では，家族歴が明らかな場合，図中「VHL病の家族歴がある場合」に挙げる典型的な腫瘍病変が一つ見つかれば，診断できます。

　また家族歴がはっきりしない場合には，中枢神経血管芽腫あるいは網膜血管腫が2カ所以上，またはこれが1カ所と典型的な内臓病変（図中「VHL病の家族歴がない場合」-2））の合併で診断します。さらに，上記の条件に当てはまらないような疑い症例では，*VHL*遺伝子における病的バリアントの確認が必要となります。なお，VHL病では新生突然変異の発症が20％程度に見られます。

5 発症する腫瘍の年齢と頻度

臓器	病変	Lonser*		執印班集計データ**	
		発症年齢（歳）	頻度（%）	発症年齢（歳）	頻度（%）
網膜	血管腫	1-67	40-70	5-68	34
中枢神経系	血管芽腫	9-78	60-80	7-75	72
小脳			44-72		
脳幹			10-25		
脊髄			13-50		
内耳	内耳リンパ嚢腫	12-50	11-16		
膵	嚢胞	13-80	17-61	15-68	37
	神経内分泌腫瘍	16-68	8-17	14-65	13
腎	嚢胞	15-	60-80		
	淡明細胞腎がん	20-60	25-50	15-75	50
副腎、パラガングリオン	褐色細胞腫	3-60	10-20	10-75	15
精巣上体（男性）	嚢腫腺腫	思春期以降	25-60		
子宮広間膜（女性）	嚢腫腺腫	16-46	-10		

*Lonser RR, Lancet. 2003; 361: 2059.
**執印太郎 他「フォン・ヒッペル・リンドウ病の診療指針に基づく診断治療体制確立の研究」厚生労働省研究費補助金、難治性疾患克服研究事業報告書、2011年より

　合併病変の発症年齢と頻度について、欧米の報告と本邦での400例以上の疫学調査結果を示します。本邦例では、欧米例とほぼ同様の傾向ですが、網膜病変に関しては頻度が低いようです。網膜、中枢神経病変、褐色細胞腫が10歳以前の、比較的早期から発症してきます。それ以外の内臓病変は年齢がやや高くなります。

6 各疾患の経過観察の開始時期と方法

病変	0-9歳	10-19歳	20歳以上
網膜血管腫	0歳〜眼底検査 ＜病変なし＞2〜3年に1回 ＜病変あり＞1年に1回		
中枢神経血管芽腫		11歳〜　脳脊髄造影MRI ＜病変なし＞2年に1回 ＜病変あり＞1年に1-2回	
褐色細胞腫	2歳〜 1年に1回　問診・生化学検査	11歳〜 1年に1回　腹部超音波 2〜3年に1回　腹部MRI	1-2年に1回 腹部CT
腎腫瘍		15歳〜腹部造影CT* ＜病変なし＞3年に1回 ＜病変あり＞1年に1-2回	
膵神経内分泌腫瘍（嚢胞）		15歳〜腹部造影CT ＜病変なし＞3年に1回 ＜病変あり＞1年に1-2回	

* 腎機能障害がある場合は腹部MRI
腎臓、副腎、膵臓の画像評価は同時にできるため、診療科の協力によりできる限り少ない回数で行う

フォン・ヒッペル・リンドウ（VHL）病診療ガイドライン2014年版 表（各疾患の経過観察について（検査開始時期））より転載（一部改変）
<http://www.kochi-ms.ac.jp/~hs_urol/old/htm/topics/vhl-guide/vhl-guide.htm>

　合併疾患の特性に基づいた経過観察の開始時期と方法の概略を示します。網膜血管腫と褐色細胞腫では，家系内にこれらが見られるような高リスク者では，早期からの経過観察が奨められます。また，腹部臓器の画像評価は10歳以降ですが，同時に行えるので，診療科の協力で，できるかぎり少ない検査回数で効率よく行うことが大切です。

7 遺伝カウンセリング，遺伝学的検査

> ▶ **遺伝カウンセリング**
> VHL病は常染色体優性遺伝性疾患であり，VHL病患者の診療や経過観察，
> 遺伝学的検査を行う際は遺伝カウンセリングを行い，適切な対応を取ることが望まれる
>
> 発症しやすい腫瘍，発症年齢，サーベイランスプログラム，診断，治療法，
> 家族の遺伝子診断，患者会などについて情報提供，心理社会的支援を行い，
> 自律的意思決定ができる環境を提供する
>
> ▶ **遺伝学的検査**
> 病的バリアント検出法
> ① DNAシークエンシング（検出頻度：70-75%）
> ② 欠失/重複検出法*（検出頻度：9-25%）
> ①，②を合わせて85%程度で診断できる
> VHL遺伝子の遺伝学的検査は現在保険収載されていない
>
> *欠失/重複検出法：定量的 Southern hybridization, FISH,
> quantitative PCR, real-time PCR, multiplex ligation-dependent
> probe amplification (MLPA) など
>
> フォン・ヒッペル・リンドウ(VHL)病 診療ガイドライン 2014年版より改変
> <http://www.kochi-ms.ac.jp/~hs_urol/old/htm/topics/vhl-guide/vhl-guide.htm>

　VHL病は常染色体優性遺伝性疾患であり，患者の診療や遺伝学的検査に際しては遺伝カウンセリングを行い，患者本人のみならず，血縁者に対しても適切な対応をとることが望まれます。遺伝カウンセリングの実際については，VHL病診療ガイドラインやその他の成書を参照してください。

　遺伝学的検査は，通常のシークエンス法で約70%，さらに欠失/重複検出法を追加することで，本邦例では85%程度で病的バリアントが検出できます。これらの遺伝学的検査は保険収載されていません。

8 中枢神経血管芽腫（小脳，延髄，脊髄）

◆ 部位別発生頻度
　小脳 62%，脳幹 14%，脊髄 24%

◆ 診断
・神経学的検査
・造影MRI ⇒ 特徴的な濃染像と囊胞様の所見

◆ 治療
・無症候性病変では半年〜1年に1回の経過観察
・症候性のものは脳幹深部髄内腫瘍を除いて手術摘出
・脊髄腫瘍では1cm以上または増大傾向があるものは無症状でも手術が推奨される
・外科的手術が困難な場合には定位放射線治療も考慮

◆ その他
・内耳リンパ囊腫もMRIで同時に評価し，見つかった場合には聴力低下に注意しながら手術を行う

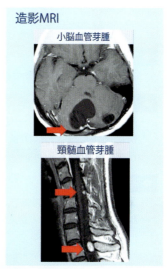

造影MRI　小脳血管芽腫／頸髄血管芽腫

フォン・ヒッペル・リンドウ(VHL)病 診療ガイドライン　2014年版より改変
<http://www.kochi-ms.ac.jp/~hs_urol/old/htm/topics/vhl-guide/vhl-guide.htm>
※右写真は筆者による自験例

　中枢神経血管芽腫は最も頻度の高い合併腫瘍で，患者の生命予後を左右します。小脳以外に延髄，脊髄にも発症します。診断には造影MRIが有用で，特徴的な濃染像を示します。治療では基本的に小さな無症状のものでは経過観察を行い，症候性で摘出手術を行いますが，延髄などでは手術が困難な場合もあります。またガンマナイフが用いられることもあります。さらに内耳のリンパ囊腫もMRIで同時に評価を行います。

9 網膜血管腫

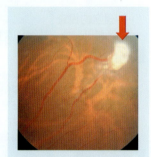

- ◆ 診断
  - 眼底検査, 細隙灯顕微鏡検査 ⇒ 特徴的な血管腫像
- ◆ 治療
  - 基本は網膜光凝固 (レーザー)
  - 傍視神経乳頭型では網膜光凝固が不可能な場合がある
  - 冷凍凝固術 (大きな病変)
- ◆ その他
  - 本邦では合併頻度34%で, 欧米報告より低めの傾向
  - 早期から発症:診断の最若年は本邦 5歳, 欧米 1歳

フォン・ヒッペル・リンドウ(VHL)病 診療ガイドライン 2014年版より改変
<http://www.kochi-ms.ac.jp/~hs_urol/old/htm/topics/vhl-guide/vhl-guide.htm>
※右写真は筆者による自験例

　網膜の血管腫の診断には, 眼底検査が行われます。治療の基本はレーザー光凝固で, 大きなものでは冷凍凝固も行われます。網膜の血管腫は関連病変の中でも, 最も早期から発症が見られます。

10 腎細胞がん（淡明細胞型）

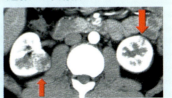

◆ 診断
ダイナミックCT, 単純MRI*
⇒ 特徴的な腫瘍所見，腎嚢胞をしばしば合併
*腹部臓器（副腎, 腎, 膵など）はCTやMRIで同時に画像評価を行う

造影CT 早期相

◆ 治療
- 最大腫瘍径が2cmを超えたところで治療を考慮
- 治療法としては腎温存手術（核出術や部分切除術など）が推奨される
- 凍結治療も保険診療で実施可能
- 遠隔転移巣については通常例の治療法に準じる
- 腎嚢胞はサイズに関わらず経過観察が推奨される

◆ 予後
- VHL患者の腎がん死は2.9%で，一般例より悪性度が低い傾向

フォン・ヒッペル・リンドウ(VHL)病 診療ガイドライン　2014年版より改変
<http://www.kochi-ms.ac.jp/~hs_urol/old/htm/topics/vhl-guide/vhl-guide.htm>
※右写真は筆者による自験例

　腎細胞がんは典型的な淡明細胞型のものが見られ，診断にはダイナミックCTやMRIを用います。しばしば多発が見られますが，最大の腫瘍が2cmを超えたところで治療を推奨します。なお欧米では，3cmまで待つことが言われています。

　治療では可能なかぎり腎機能を温存するような核出術や，部分切除術などが推奨され，本邦では凍結治療も保険収載されています。遠隔転移例は散発例と同様な治療を行います。明らかな腎嚢胞は，基本的に治療は必要ありません。VHL病の腎がんは一般例よりも進行が穏やかで，予後がよい傾向が見られます。

11　褐色細胞腫

◆ 診断
- 血圧測定
- 生化学（ホルモン）検査
    - 血中・尿中のカテコールアミン検査
    - 尿中のメタネフリン，ノルメタネフリン検査
- 画像検査
    - ダイナミックCT, 単純MRI ⇒ 特徴的な腫瘍所見を示す
    - （＊造影CTでは高血圧発作の誘発に注意する）
    - MIBGシンチ ⇒ 局在診断の確定（通常のスクリーニングには奨めない）

◆ 治療
- 可能な限り副腎皮質機能温存手術を行う
- 腹腔鏡などの低侵襲手技が奨められる
- 画像検査で偶然見つかった小さな非機能性のものでは経過観察が可能である

◆ その他
- 両側副腎発生 42％, 副腎外 13％, 悪性例 6.5％
- 2型家系では90％以上の患者で発症する場合がある

フォン・ヒッペル・リンドウ(VHL)病 診療ガイドライン　2014年版より改変
<http://www.kochi-ms.ac.jp/~hs_urol/old/htm/topics/vhl-guide/vhl-guide.htm>

　褐色細胞腫の診断には血中，尿中のカテコールアミン測定を行います。画像検査はCT，MRIが有用です。放射性物質を用いるMIBGシンチは局在診断の確定時に用いられます。治療では，可能なかぎり副腎皮質機能の温存を行い，腹腔鏡などの低侵襲手術が奨められます。

　またVHL病では，小さな非機能性のものが，偶然画像検査で見つかることがあり，この場合には経過観察が可能です。本邦の疫学解析では，悪性転移例が6.5％に見られていました。2型の家系では，褐色細胞腫の合併頻度は非常に高いので，注意が必要です。

12 膵神経内分泌腫瘍（嚢胞）

◆ 診断
ダイナミックCT ⇒ 造影早期相で濃染する腫瘍像

◆ 治療
- ①最大腫瘍径≧2cm ＋ ②腫瘍倍加時間≦500日で手術を行う
- 可能な限り膵機能を温存する術式を選択する
- Neuroendocrine carcinoma（NEC）の合併は稀であるが，合併した場合は膵・消化管NET診療ガイドラインに準じて治療する

◆ その他
膵嚢胞性病変
- ほとんどが無症状で治療は必要なし
  臨床症状が出現した場合に手術治療などを考慮する

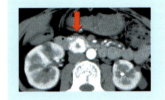

フォン・ヒッペル・リンドウ(VHL)病 診療ガイドライン 2014年版より改変
<http://www.kochi-ms.ac.jp/~hs_urol/old/htm/topics/vhl-guide/vhl-guide.htm>
※右写真は筆者による自験例

　膵神経内分泌腫瘍の診断は，同様に造影CTが有用です．手術治療についても他の内臓病変と同様に，可能な限り膵機能を温存する術式が奨められます．悪性，転移例が稀に見られますが，この場合にはNET診療ガイドラインに準じて治療が行われます．膵嚢胞性病変は，基本的に無治療で経過観察を行います．

文 献
1) 「VHL病及び多発性内分泌腫瘍症の診療標準化と患者支援，新たな治療法開発の研究」班．フォン・ヒッペル・リンドウ(VHL)病 診療ガイドライン2014年版．
http://www.kochi-ms.ac.jp/~hs_urol/old/htm/topics/vhl-guide/vhl-guide.htm
2) Lonser RR, et al. von Hippel-Lindau disease. Lancet. 2003; 361: 2059-67.
3) 執印太郎，他．フォン・ヒッペル・リンドウ病の病態調査と診断治療系確立の研究．厚生労働科学研究費補助金難治性疾患克服研究事業報告書．2011．
4) 執印太郎，他．フォン・ヒッペル・リンドウ病の診療指針に基づく診断治療体制確立の研究．厚生労働科学研究費補助金難治性疾患克服研究事業報告書．2012．

遺伝性腫瘍ハンドブック		定価(本体 3,800円+税)
2019年6月15日　第1版第1刷発行		

編　集	一般社団法人日本家族性腫瘍学会
協　力	一般社団法人22世紀先端医療情報機構 e Precision Medicine Japan
発行者	福村　直樹
発行所	金原出版株式会社 〒113-0034　東京都文京区湯島2-31-14 電話　編集　(03)3811-7162 　　　営業　(03)3811-7184 FAX　　　　(03)3813-0288 振替口座　00120-4-151494 http://www.kanehara-shuppan.co.jp/

©国立がん研究センター東病院,
一般社団法人22世紀先端医療情報機構, 2019
検印省略
Printed in Japan

ISBN978-4-307-20397-5

印刷・製本／シナノ印刷
装丁・本文デザイン／朝日メディアインターナショナル

JCOPY <出版者著作権管理機構　委託出版物>
本書の無断複製は著作権法上での例外を除き禁じられています。複製される場合は，そのつど事前に，出版者著作権管理機構（電話 03-5244-5088, FAX 03-5244-5089, e-mail：info@jcopy.or.jp）の許諾を得てください。

小社は捺印または貼付紙をもって定価を変更致しません。
乱丁，落丁のものはお買上げ書店または小社にてお取り替え致します。